치매 이전의 삶

이준남 지음
(내과/자연치료)

건강다이제스트 社

책을 펴내면서

치매 이전의 삶을 사는
지침서가 되길 바라며…

날로 치매에 대한 관심이 높아지고 있다. 얼마 전까지만 하더라도 치매라면 노년기의 전유물이다시피 했고, 곧 세상을 뜰 사람이란 인식도 강했다. 젊은 사람들에게는 거의 발병하지 않는 것이 치매였기 때문이기도 했다.

그러나 100세 장수시대로 접어든 지금 우리 주변에는 치매 환자가 너무도 많다. 나이의 많고 적음도 이제는 별로 중요하지 않게 됐다. 젊은 치매 환자도 급증하고 있고, 나이 들수록 치매 발생률은 고공행진 중이다.

이제는 어느 누구도 자유로울 수 없는 질병 치매! 이제 치매는 남의 일이 아니다. 우리 모두의 발등에 떨어진 불이다. 어느 누구도 치매로부터 안전한 사람은 없게 됐다. 지위고하를 막론하고 그렇다. 아무리 명성 있는 사람도 치매 앞에서는 속수무책이고, 뛰어난 정치가도 종종 치매를 앓고 있다는 소식은 우리를 절망스럽게 한다. 특히 가족 중에 치매 환자라도 있게 되면 치매는 정말 온 가족의 삶을 피폐하게 만드는 재앙이 된다.

진정 치매란 이제 남의 일이 결코 아니다. 언젠가는 나에게 닥칠 문제일 수도 있고, 내 가족의 문제일 수도 있어서 우리 모두에게 경각심이 높다.

실제로 여러 연구 결과가 증명하듯이 나이가 들수록 치매의 발생률은 덩달아 높아지게 된다. 100세인들 대부분이 치매를 앓거나 그렇지 않더라도 치매 비슷한 증상으로 고통스러워하는 것만 봐도 그렇다.

그렇다면 현재 치매에 대해 과학적으로 밝혀진 사실들과 이를 토대로 내가 해야 할 일은 무엇일까?

가벼운 인식장애부터 중증 치매까지 우리가 알고 있어야

할 것은 무엇일까?

가벼운 인식장애(MCI=Mild Cognitive Impairment)란 좀 애매한 병명이다. 그러나 가벼운 인식장애는 건망증과는 확연히 다르다. 누구나 나이를 먹어가면서 기억력이 예전과 결코 같지 않음을 알게 된다. 친구 이름이나 전화번호가 갑자기 생각이 나지 않아서 곤란을 당했던 기억은 누구라도 다 갖고 있을 것이다. 이를 두고 가벼운 인식장애라고 부르지는 않는다.

그런데 문제는 가벼운 인식장애는 치매를 향해서 진행되기 때문에 걱정스럽다. 아무런 대책이 없으면 가벼운 인식장애도 일 년에 10%씩 치매를 향하여 간다는 것이다. 따라서 10년 후에는 치매로 변해 있게 된다. 생각만 해도 끔직한 일이다.

가벼운 인식장애란 한 마디로 표현한다면 나이에 비하여 기억력에 더 심한 문제를 갖고 있을 때 붙여지는 병명이다.

가벼운 인식장애와 알츠하이머(Alzheimer)병에 대하여 알려면 기억장치에 대한 이해가 있어야 한다. 그러나 기억에 대하여 정확한 것이 알려지지 않고 있다. 따라서 기억과 관련된 상태나 병에 대한 이해에는 어느 한계에 부딪히게 된다. 가벼운 인식장애나 알츠하이머병에 대하여는 이 병들의 원인이나 내용보다는 증상에 대한 설명이 대부분을 이루고 있다. 그 원인에 대한 과학적인 접근은 이제 추측 단계를 벗어나 여러 가지의 학설이 난무하는 단계에 와 있다.

앞으로 이 두 병에 대한 치료와 예방에 대한 확실한 해답을 얻으려면 기억에 대하여 좀 더 구체적으로 알아야 할 뿐 아니라, 잘 알게 된 기억을 기초로 연구조사가 이루어져야만 가벼운 인식장애나 알츠하이머병에 대한 구체적인 사실들이 드러나게 될 것이다. 상당한 시일이 지나야만 가능하게 될 것이다.

그렇다면 기억이란 무엇인가? 한마디로 말해 기억이란

생존을 위해서 있는 것이다. 수학문제를 풀고, 외국어를 쉽게 구사하라고 있는 기억이기도 하지만, 어디서 음식물을 구하고, 어떤 생활을 할 때 더위와 추위를 피할 수 있었으며, 나를 도와주는 사람이 누구이며, 어떤 동물이 나를 해치며, 다치기 쉬운 위험한 곳은 어디인지를 알고 있으면 생존에 도움이 되는 것이 기억인 것이다. 가뭄 때 어디서 물을 구할 수 있었으며, 음식을 어디에 어떻게 저장해 놓았을 때 좋았는지에 대한 기억이 있을 때 배가 고프지 않게 되었던 것이다.

그럼 생존을 위한 기억을 어떻게 하면 잘 보존할 수 있고, 가능하다면 기억력을 향상시킬 수 있을까? 숯이나 다이아몬드는 그 값어치에서 큰 차이가 나지만 내용을 들여다 보면 둘 다 탄소이다. 그런데 어떤 모습을 갖고 있기에 숯이 되었고, 같은 탄소이지만 어떤 과정을 거쳤기에 다이아몬드가 되었을까? 기억도 이와 같아서 어떤 기억은 숯과 같고 어떤 기억은 다이아몬드와 같이 되는 것이다.

  기억력을 잘 보존하기 위해서는 잃어가는 기억의 내용을 보충해 주는 과정이 있어야 하고, 오래된 기억 내용과 새로운 기억 내용을 연결해 주는 과정이 있어야 한다. 새로운 기억 내용의 보충은 지속적인 학습이 있어야 하고, 이를 잘 연결해주기 위해서는 반복적인 연습 과정이 있어야 한다.

  이 책은 그 방법을 모색한 책이다. 그리하여 치매 이전의 삶을 최대한 늘릴 수 있는 비결을 모아 보았다. 부디 이 한 권의 책이 치매 이전의 삶을 최대한 늘리는 데 시금석이 되기를 기원해본다.

미국 애틀란타에서 이준남

CONTENTS

책을 펴내면서 … 2

CHAPTER 1 | 사람은 왜 늙을까? 노화에 대하여…

01 오래 사는 사람들이 늘고 있다 … 14
02 100세 장수하는 시대 우리가 알아야 할 것들 … 18
03 무엇이 사람을 늙게 만드는가? … 28
04 늙으면 오는 몸의 변화들 … 31
05 100세 장수시대와 지혜의 신경 … 35

CHAPTER 2 나이 들수록 희미해지는 기억에 얽힌 비밀

01 기억이란 무엇인가? … 44
02 기억이 잘 나게 하는 특별한 비결들 … 51
03 시간과 기억에는 어떤 비밀이 숨어 있을까? … 55
04 기억력을 좋게 하는 데 영향을 미치는 것들 … 62
05 나이 들수록 기억력이 떨어지는 이유 … 76
06 혹시 나도? 치매나 인식장애 알아보는 쉬운(SWEET) 16 테스트 … 83

CHAPTER 3 인류의 재앙 알츠하이머병의 정체

01 알츠하이머병이란 무엇인가? … 90
02 알츠하이머병을 일으키는 위험요소들 … 95
03 혹시 나도? 알츠하이머병의 위험신호 10가지 … 101
04 알츠하이머병이 정신 기능에 어떤 영향을 끼치나? … 104
05 알츠하이머병 치료를 둘러싼 오해와 진실 … 112
06 치매에도 여러 종류가 있다 … 116

CHAPTER 4 치매 이전의 삶을 사는 7가지 황금 룰

01 좋은 기억을 간직하기 위한 조건 ··· 126

02 치매 이전의 삶을 사는 황금 룰 ①
두뇌가 늙지 않는 음식생활을 하라 ··· 131

03 치매 이전의 삶을 사는 황금 룰 ②
두뇌가 늙지 않는 운동생활을 하라 ··· 159

04 치매 이전의 삶을 사는 황금 룰 ③
두뇌가 늙지 않는 질 좋은 잠을 자자 ··· 180

05 치매 이전의 삶을 사는 황금 룰 ④
두뇌가 늙지 않게 하는 스트레스 해소법을 찾자 ··· 225

06 치매 이전의 삶을 사는 황금 룰 ⑤
두뇌가 늙지 않게 하는 외로움 해소법을 찾자 ··· 253

07 치매 이전의 삶을 사는 황금 룰 ⑥
두뇌가 늙지 않게 하는 두뇌 운동을 하자 ··· 276

08 치매 이전의 삶을 사는 황금 룰 ⑦
두뇌가 늙지 않게 하는 과거로부터 오는 미래를 밝혀라 ··· 309

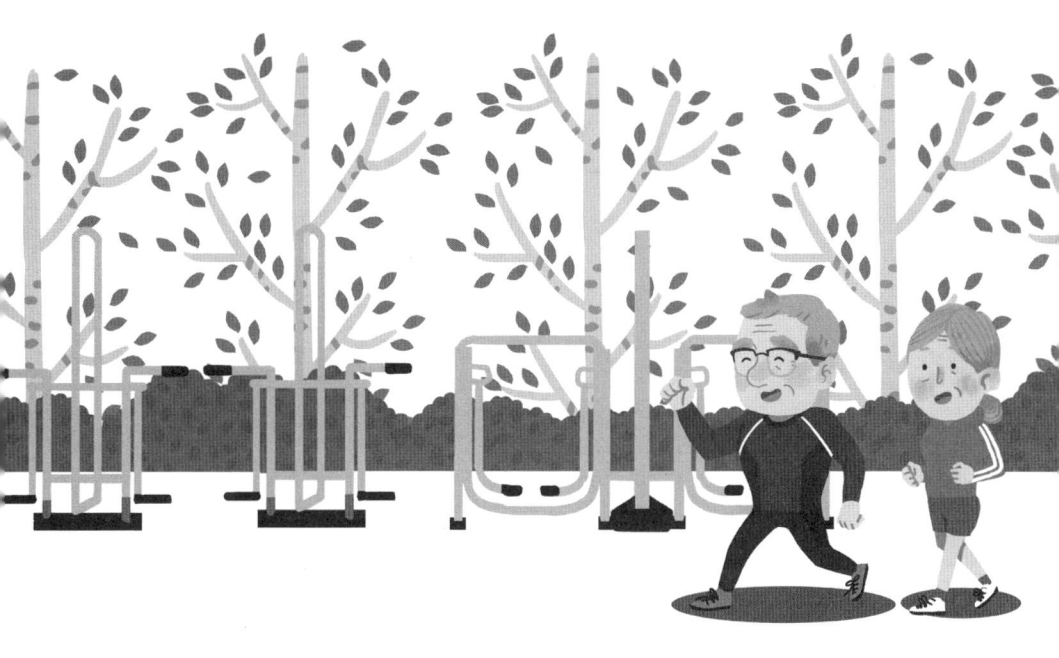

CHAPTER 1

사람은 왜 늙을까?
노화에 대하여…

현재 전 세계적으로 인생 후반기, 제3의 나이, 100세인들에 대한 연구가 붐을 이루고 있다.

인생 후반기란 인생 전반기에 대비한 용어이다. 그동안 심리학, 사회학 등에서는 인생 전반부에 대한 연구에 초점을 맞춰왔다. 유년기, 학령기, 사춘기, 청년기, 장년기 등 세분화된 인생 전반부에 대한 연구는 풍부한 반면 인생 후반기에 해당되는 노년기는 은퇴 전과 은퇴 후로 나누어서 인생의 정리기로만 관심을 보여왔다.

흔히 젊음은 아름다움으로 통한다. 그런데 요즘 들어서는 늙음도 아름다울 수 있다는 생각을 하기 시작한 것이다. 젊음의 아름다움이 육체적인 아름다움인데 비해 늙음의 아름다움이란 성숙과 지혜의 아름다움이라고 볼 수 있다. 여기서 한 걸음 더 나아가 성숙과 지혜를 기초로 해서 새로운 것을 만들어내는 시기, 새로움을 배우고 흡수하는 시기, 그리고 새롭게 시작하는 생산의 시기라는 인생 후반기에 대한 연구는 그동안 잠잠했던 노인들에 대한 연구에 대한 반작용으로 가히 폭발적이라고 할 수 있을 만큼 많은 연구가 이루어지고 있는 중이다.

창의·창조적이고, 생산적이고 또한 학구적인 새로운 노인문화를 창조하리라는 전망이 우세하다.

01

오래 사는 사람들이
늘고 있다

지금 미국에서는 제3의 나이라는 말이 회자되고 있다. 여기서 말하는 제3의 나이란 전에 없이 오랫동안 살아가고 있는 노인들에 대한 명칭으로 쓰이고 있다. 제1의 나이를 태어나서 자라면서 배우는 나이라고 보고, 제2의 나이란 장성해서 가정을 이루고 직장에서 자리를 잡으면서 성공하는 나이라고 볼 때, 제3의 나이란 예전 같았으면 사망했을 나이를 지나서 훨씬 더 오래 사는 현대의 노인들에게 또 하나의 나이가 있음을 알려줌으로써 그 나이를 헛되이 보내지 않게 하려는 노력에서 만든 용어라고 보면 된다.

제3의 나이는 대략 30년 정도의 세월이다. 즉 제3의 나이란 한 세대를 의미하고 있는 것이다. 전 세대와는 달리 30년이라는 한 세대를 더 살게 되었는데 이에 대한 마음의 자세는 아직도 전과 같이 60세를 전후해서 죽어가던 세대와 같이 생각하고 행동하면서 살아가고 있는 사람들이 대부분이다.

이것은 새롭게 주어진 30년이라는 세월을 낭비하는 것과 마찬가지다. 새롭게 얻은 30년에 대한 새로운 각오와 함께 어떻게 30년이라는 세월을 보람되게 보낼 것인가에 대한 계획과 대책을 세우다 보니 이 책을 펴내게 된 것이라고 보면 될 것이다.

100세인들이 전에 없이 많이 생기고 있다.

1900년에는 100만 명 중 한 명이 100세인이었다. 그러다가 100년 후인 2000년에는 10만 명 중 한 명이 100세인이 되었고, 앞으로 50년 후에는 1만 명 중 한 명이나 5000명 중 한 명이 100세인으로 등장할 것이라는 통계학적인 전망도 나오고 있다. 이들에 대한 연구도 지금 한창이다. 어떤 생활을 하면서 살아왔기에 100년을 살게 되었는지에 대한 관심인 것이다.

물론 100세를 살기 위해서는 부모로부터 유전인자를 잘 타고 나야 한다. 의학적으로 볼 때 100년을 살려면 우선적으로 유전인자가 좋아야 하는 것이 정설이기 때문이다. 100세를 살 수 있는 유전인자를 타고난 사람들은 별다른 노력을 하지 않더라도 무난하게 100세를 산다.

그렇다고 100세를 살 수 있는 유전인자를 타고나지 못한 사람은 100세를 살지 못한다는 말은 아니다. 평범한 유전인자를 갖고 태어난 사람들이라도 얼마든지 100년을 살 수 있다. 하지만 100세를 살 수 있는 유전인자를 타고난 사람들보다는 훨씬 더 많은 노력을 기울여야 한다. 100세인에 대한 연구를 해야 하고, 또 관심을 가져야 하는 이유도 여기에 있다.

100년 동안 살아 온 사람들에게서는 배울 것이 많다.

특히 100세인들의 부지런하면서 긍정적인 인생태도와 스트레스를 별로 받지 않는 평온한 감정 유지가 그들의 장수생활에 어떤 영향을 미치게 되었는지에 대한 연구가 활발히 진행되고 있다.

그러면서 인생 후반기 30년을 더 사는 사람들이 날로 늘어남에 따라 국가들마다 노인들에 대한 정책도 새판을 짜고 있다. 그러나 아직은 노인들에 대해 새로운 자원이라는 인식이 미비해 노인들에 대한 생산적인 새로운 정책을 세우려고 하기보다는 노인들을 부담스럽게 여기면서 전통적인 노인들의 생활대책과 의료대책에 대한 정책들이 주를 이루고 있다. 안타깝지만 현재로선 노인들이란 보살펴야 하는 대상으로 치부되고 있다.

하지만 100세 장수시대가 도래한 지금 노인들에 대한 우리들의 생각도 많이 달려져야 하는 것은 분명한 사실이다. 이제부터 노인들을 새로운 양질의 인력 공급처로 인식하는 사회 풍토가 마련되어야 할 것이고, 그런 토대 위에서 국가 정책도 수립되어야 하리라 본다.

그리하여 노년기가 부담스러운 시기가 아니라 생산적이고, 창조적이고, 지혜로운 새로운 사회의 출현을 가능케 하는 원천으로 여겨야 할 것이다.

노인들은 물론 젊은이들도 이런 새로운 추세를 빨리 인식하고, 새로운 물결에 동참해야 한다. 노인들은 당사자들로서 당연히 관심을 가져야 하겠지만 젊은이들도 내일의 노인이 될 것이라는 사실을 인식하고 이에 대한 대비를 해야 한다는 뜻이다.

02

100세 장수하는 시대
우리가 알아야 할 것들

다음의 짧은 두 마디는 수명에 관한 유명한 일화이다.

기자 : 노인들이 사는 이곳의 사망률은 얼마나 됩니까?

답변자(한참을 생각한 후) : 1인당 1건이오!

 오늘날까지도 위의 통계에는 변한 것이 없다. 아무리 거창한 통계자료가 있더라도 자신에 대한 통계에는 아무런 의미가 없는 것이다. 진정으로 1인당 1건인 셈이다. 통계는 정책수립에는 도움이 될 수 있으나 각 개인의 건강과 행복에는 아무런 영향을 끼치지 못한다. 스스로의 영역에 대한 관리는 본인만이 할 수 있고, 그 결과는 그 사람에게만 해당된다.

인류의 역사를 보면 청동기시대부터 1900년까지의 4500년 동안에 인간의 수명은 27년이 연장되었다. 그러나 1900년부터 1990년까지의 90년 동안에 인간의 수명은 27년 정도 더 연장되어 평균수명인 78세에 달하게 된 것이다.

그 이후로도 계속해서 인간의 평균수명은 점점 길어지는 추세에 있지만 많은 사람들은 이런 새로운 추세를 외면하고 살아가고 있는 중이다.

인간수명이 자꾸 늘어난다는 사실에 대한 이해를 제대로 하는 사람들만 늘어난 수명에 대한 마땅한 계획을 세울 수 있게 될 것이다. 배를 타고 목적지를 향해서 항해하는 도중 가야 할 뱃길에 대한 계획변동이 있게 된 것이다. 이를 알아차려야 닥쳐온 변동에 대한 계획이 설 터인데 이를 재빠르게 알아차리지 못한 사람들은 옛날 계획만 갖고 새롭게 전개되는 항해를 해 나아가니, 답답한 항해로 끝나게 될 것이다. 이 책은 바로 그런 새로운 추세에 맞춘 새로운 인생계획에 대하여 말하고 있다.

> 개인의 건강과
> 수명은 각자가
> 갖고 있는 책임사항이다.

학교에서 어떤 음식을 먹어야 건강해지는 바를 배우는 것도 아니고, 의사에게 가더라도 음식을 가려서 먹으라는 말은 들을 수 있으나 구체적으로 어떤 음식을 먹어야 하는지에 대한 지식을 얻을 수는 없다.

건강에 가장 가깝게 도움을 주는 곳은 각자의 가정이라고 볼 수 있을 것이다. 음식생활은 물론 서로 도우면서 의지할 수 있는 분위기, 뒤돌아보지 않더라도 안심할 수 있는 든든함, 인생사에 뜻을 붙여주는 가정이야말로 건강하게 살아남기 위한 기본적인 습성과 지식을 공급해주는 곳이라고 할 수 있다.

건강과 장수가 어떤 가족을 타고 나타난다는 것은 절대로 우연이 아니다. 그렇지만 가정에서도 건강과 수명에 대해서 구체적으로 어떤 계획을 세워주지는 않는다. 결국 건강과 수명에 관한 한 각자의 소관인 셈이다.

옛날에는 환갑잔치를 할 수 있을 정도로 수명을 누린다는 것은 선망의 대상이었다. 60살을 산다는 것은 인간수명의 한계에 도달했다는 의미가 강했다. 인생을 살만큼 살았기에 모든 것이 귀에 순하게 들린다고 '이순(耳順)'이라고 불렀고, 그 이상을 살아서 70살이 되면 '고희(古稀)'라고 불렀다. 고금에 없이 드문 일이라는 뜻이다.

그러나 오늘날의 60살은 이제 다시 시작한다는 뜻이 강하다. 70살은 물론이고 80살이라고 해도 그리 드물게 보지 않는다. 90살 정도는 되어야 '나이가 많다.'라는 표현을 한다.

하지만 아직도 100살을 넘기는 사람들은 그리 많지 않다. 그러나 머지않아 100살 된 사람들이 요즈음의 90세 정도 된 사람들의 숫자만큼 많이 늘어나게 될 것으로 보인다.

이와 같이 현대의 사람들은 옛날 사람들이 살던 시대와는 많이 달라진 시대에 살고 있다. 영양상태, 위생상태, 병 예방 및 치료에 많은 진보가 있었다. 결과적으로 사람들이 오래 살게 되었다. 그런데 정신 상태는 옛날이나 마찬가지인 것이다. 65세가 되면 은퇴하려고 한다. 은퇴 이후의 인생 계획은 서있지 않은 편이다. 그저 존재하고만 있겠다는 은퇴계획인 것이다. 생산적이지 않고, 창조적이지 않고, 학습하려는 노력도 없이, 경제적으로 만족하면 성공적인 은퇴라고 여긴다.

확실하게 가장 오래된 기록은 프랑스에서 나왔다. 진 칼멘트(Jeanne Calment)라는 여자가 1997년 8월에 122세를 일기로 세상을 떠난 것이다. 기록상 가장 오래 산 사람이기에 진 칼멘트에 대해서는 상당히 자세한 가족사항들이 알려지고 있다. 하나밖에 없던 자식도 이른 나이에 죽었고, 다른 형제는 없었고, 부모들도 그렇게 오랫동안 살지는 못한 집안 내력을 갖고 있었다고 한다. 즉 진 칼멘트라는 사람이 특별한 장수 유전인자를 타고 태어나지는 못했다는 의미다. 그럼에도 불구하고 남다른 장수를 했다는 사실은 태어날 때 타고나는 유전인자가 장수의 절대 조건은 아니라는 것을 시사하고 있다. 누구든지 개인적인 계획과 이에 맞는 노력을 하면 100세에 도달할 수 있을 가능성이 늘어나게 된다는 뜻이다.

인간의 수명이 27년 연장되는 데에 첫째 기간은 4500년이 걸렸고, 둘째 기간은 불과 90년밖에는 걸리지 않았다. 이는 10여 년 전인 1990년까지의 일이다. 현대는 더욱 눈부신 변화가 오고 있다. 더 많은 사람들이 점점 더 오랫동안 살고 있는 것이다. 앞으로 10여 년 후에는 100살이 되어야 "나이가 많다."라는 표현이 나올 만큼 평균수명이 빠른 속도로 연장되고 있는 것이다.

미국의 은퇴 나이는 65세이다.

1900년대에는 미국 인구의 4%만이 65세 이상이었다. 1998년도에는 이 숫자가 13%로 늘어났다. 3배 이상이나 늘어난 것이다. 현재 65세 된 미국인들은 17년 이상 더 살 것이라는 통계학적인 전망이 나오고 있다.

앞으로는 이 숫자가 더 늘어날 것이 확실시되고 있다. 미국 듀크대학의 제임스 보플(Vaupel)이란 인구학자는 지난 100년 간 인간의 수명에 대한 연구를 한 후 다음과 같은 전망을 했다.

"지난 100년 간 인간의 수명은 매 10년마다 2년씩 증가했다. 이를 근거로 해서 1995년에 태어나는 여자아이가 100살을 살 확률은 1 대 3이 될 것이다."

이 말은 3명 중 1명은 100세인이 된다는 뜻이다.

남자아이가 100살을 사는 확률은 떨어진다.

남자들이 타고난 유전인자는 여자들의 유전인자들과는 다를 뿐 아니라 인생을 살아가는 목표와 태도가 완전히 다르기 때문이다. 우리는 주변에서 혼자 사는 여자들은 얼마든지 보게 되지만 혼자 사는 남자들은 거의 없다.

남자들은 여자들보다 훨씬 일찍 죽는다. 남자들은 열등한 유전인자를 갖고 태어났을 뿐 아니라 건강한 생활습성도 모자라고 또한 열악한 주변 환경에서 살아가는 경우가 여자들보다 훨씬 더 많기 때문이다.

따라서 남자들이 여자들과 마찬가지로 장수할 생각이 있다면 여자들보다 훨씬 더 건강한 생활태도를 갖고 살아야 여자들만큼 오래 살 수 있는 가능성이 생기게 될 것이다. 남자와 여자는 같은 인간이기는 하지만 완전히 다른 인생길을 살아가고 있기 때문에 이런 현상이 생기게 된다.

우리는 확실히 새 시대에 살고 있다. 우리의 선조들이 맛보지 못하던 인간수명의 극적 연장이라는 시대를 살아가고 있는 것이다. 지금까지의 늙어감에 대한 인류의 태도는 우선 노화를 늦추고 있다가 몸이 말을 듣지 않을 정도가 되면 양로원에 들어가 살다가 아프지 않게 살다 죽었으면 하는 바람을 갖고 살아가는 것이었다. 현재도 노인들의 가장 절실한 소망은 치매에 걸려서 자식들과 주변 사람들에게 부담을 주지 않기를 바라는 것이다.

그러나 현대에 살고 있는 우리는 우리들의 부모들이 살던 시대와는 완전히 다른 시대에 살고 있다. 인간의 수명이 자꾸만 연장되는 시대에 살고 있는 것이다. 여기에 몸은 점점 튼튼해지고 정신은 창조적으로 되어가는 노인들이 점점 더 늘어나고 있다는 사실을 간과해서는 안 될 것이다.

모든 사물은 시간이 지나면 변한다.

나이를 먹는다는 것은 시간이 지나간다는 것이고, 시간이 지나가면 몸과 마음에 오는 변화를 피할 수 없게 된다는 뜻이 된다. 그러나 원하지 않는 방향으로 혹은 필요이상으로 더 많은 변화를 추구할 필요는 없다.

어떻게 하면 시간이 초래하는 변화 이외의 변화를 극소화시킬 수 있을까? 즉 인간의 한계수명을 향해서 인간의 평균수명이 자꾸만 연장되고 있는 시대에 살고 있는 우리들의 건강대책, 생활대책, 인생대책 및 생각의 대책들은 과연 무엇인가?

공상과학에서 따온 내용을 소개한다. 일단의 과학자들이 타임머신을 타고 과거로 돌아가서 당시의 세상을 탐사하고 이에 대한 연구를 하게 되었다. 1억 년 전으로 거슬러 올라간 일단의 과학자들에게는 다음과 같이 꼭 지켜야 할 사항에 대한 지시가 있었다. 관찰만 하되 아무 것에도 절대로 손을 대면 안 된다는 내용이었다. 과거에 손을 대 현재와 미래에 영향을 끼치지 않으려는 배려였다. 공룡들이 살고 있던 시대로 간 과학자들이 얼마나 흥분하고 있었는지에 대하여 우리는 충분히 상상할 수 있을 것이다.

그중의 한 과학자가 무의식적으로 무지개 색깔의 나비를 밟게 되었고, 그 나비가 죽게 되었다. 과학탐사를 마치고 다시 현재로 돌아온 과학탐사팀은 깜짝 놀라게 되었다. 그들이 다시 돌아온 세상은 그들이 떠났던 때와 한 가지만 빼고 모든 것이 그대로 남아 있었지만, 한 가지 변한 것은 세상에 색깔이 없어지고 세상의 모든 것이 회색 한 가지로 변해 있었던 것이다.

조그마한 과거의 조치가 현재에 엄청난 변화를 초래할 수 있다는 교훈이다. 과거는 현재가 되고, 현재는 미래로 된다. 따라서 현재의 작은 조치라도 미래에 커다란 변화를 초래할 것은 분명한 사실이다. 게으름은 만인의 적이다. 현재에 할 수 있는 투자로 미래의 과실을 얻을 수 있는 지혜가 있어야 할 것이다.

> 어떤 운동시합을 하더라도 계획이 서 있어야 한다.

이미 알려진 모든 상황에 대한 지식을 기초로 해서 계획을 수립한다. 이때 알려지지 않은 상황에 대한 예비계획이 서 있으면 더욱 좋다. 왜냐하면 상황은 항상 변하기 때문이다. 따라서 좋은 계획은 상황에 따라서 수시로 변해갈 수 있는 여백이 있는 것이라야 한다. 다음에는 세워 놓은 계획을 잡고 흔들리지 않는 굳은 자세도 필요하게 될 것이다. 인생에 대한 계획을 세운다는 것은 마치 운동선수가 시합에 앞서 상대방에 대한 모든 것을 알아본 후 이에 맞는 계획을 세우는 것과 마찬가지이다.

인생을 살다 보면 주변 상황이 항상 변하게 되어 있다. 그때마다 새로운 상황에 맞는 계획 변경이 있어야 한다. 그러나 가장 중요한 것은 게임에 임하기 전 운동계획이 서 있는지 여부이다. 마찬가지로 인생계획이 서 있어야만 인생을 승리로 이끌어 갈 수 있게 될 것이다.

03

무엇이 사람을 늙게 만드는가?

사람들은 왜 늙을까?

이에 대하여 인류는 오랜 세월을 두고 생각해 왔다. 가장 생각하기 쉬운 내용으로는 타고난 수명을 다 써 버림으로써 늙어가면서 수명이 다한다는 생각이었다. 이 생각은 얼마 전까지도 많은 사람들이 견지해 온 늙는다는 것에 대한 가장 보편적인 입장이었다.

그러나 이제는 이런 생각보다는 산화작용에 의한 해독으로 사람들이 늙어간다는 설명이 더 설득력을 가진다. 즉 몸의 각 기관들이 산화작용에 의한 결과로 병도 생기고 늙어간다는 것이다. 여기서 우리는 일단 산화작용이 병도 생기게 하고 늙게도 만든다는 사실에 주목해야 할 것이다. 즉 사람들이 병들고 늙어감은 산화작용이라는 공통적인 원인이 작용하기 때문이라는 것이다. 이 착상은 상당한 의미를 가지고 있다.

유리기는 산화작용을 일으키는 물질이다.

그러나 산화작용은 산소만 하는 것이 아니다. 유리기는 산화작용을 하는 모든 물질들을 포함해서 말하는 것이다. 물론 산소도 여기에 포함되어 있다. 실제로 산소가 유리기 중 가장 중요한 것이다.

산소가 이온상태에 있을 때란 전자를 하나 잃은 상태이다. 전자를 잃은 상태의 산소는 잃은 전자를 주변 아무 곳에서라도 이를 보충하려고 한다. 즉 전자를 잃은 산소가 신경조직에 있을 때에는 신경조직으로부터 전자를 빼앗아 온다. 전자를 빼앗긴 신경조직은 그 곁에 있는 다른 신경조직으로부터 전자를 빼앗아 오게 된다. 전자를 빼앗기 위한 연쇄반응이 일어나는 것이다. 전자를 잃은 하나의 산소로 인한 해독이 신경조직 전체로 퍼지는 현상이 생기는 것이다.

산소는 우리 몸의 생명을 유지함에 절대로 필요한 물질

이지만 위와 같이 생명에 해를 끼치는 일도 하고 있다. 건강을 유지한다는 말은 바로 이와 같은 산소의 이중작용에 대한 균형을 유지시켜 줌을 의미한다고도 볼 수 있다.

산소를 받아들이지 않기 위해 숨을 쉬지 않을 수는 없다. 그러나 우리가 매일 먹는 음식이나 음료수는 주의만 기울이면 얼마든지 유리기가 덜 들어있는 음식이나 음료수로 고를 수 있다. 또한 환경오염물질에 대해서도 조금만 주의를 기울이면 많이 피해갈 수도 있다.

현재로서는 산화작용이 인간을 늙게 만드는 데 가장 중요한 요소라는 학설에 많은 과학자들이 동의하고 있으나, 앞으로 더 명확한 학설이 나와서 산화작용설을 뒤엎을 수도 있다. 그러나 현재로서는 가장 설득력 있고 또한 과학적인 뒷받침이 되어 있는 학설이기도 하다. 즉 산화를 방지하면 병에도 안 걸리게 되고, 늙어가는 속도도 줄일 수 있다는 것이다. 그래서 '소식이 장수'라는 말이 나오고, 산화방지제를 복용해야 한다는 이론이 상당히 설득력이 있게 들리는 것이다.

04

늙으면 오는
몸의 변화들

늙어가면 과연 우리 몸에는 어떤 현상들이 일어나게 될까? 다양한 변화들이 생겨나게 된다. 몸 전반에 일어나는 변화의 흐름을 거스를 수가 없다. 구체적으로 나타나는 변화들을 소개하면 다음과 같다.

1. **몸 구성 비율에 오는 변화** : 나이를 먹을수록 몸의 근본 구조물은 줄어든다. 반면에 지방질은 늘어나서 전체적으로 지방이 차지하는 비율이 점차적으로 늘어난다. 결과적으로 기운이 점점 없어지는 탈수현상이 일어나기 쉽게

된다. 근육도 10년에 6.6파운드(약 3kg)씩 줄어든다. 힘은 65세가 되면 젊었을 때에 비해서 80% 정도만 낼 수 있게 된다. 기초대사는 매 10년 단위로 2%씩 줄어든다(20세 이후부터). 지방질은 20세부터 65세가 되면 두 배로 늘어나고, 산소 이용률은 30~40%가 줄어든다. 혈압은 점차적으로 올라가며, 골밀도 및 체온은 점차로 내려가서 골절을 당하기 쉽고 추위에 약하게 된다.

2. 피부에 오는 변화 : 피하지방층, 수분, 피부의 변화로 인해 사람이 늙어감을 알 수 있게 된다. 여기에 피지선, 땀샘은 그 기능을 잃어가므로 피부에 손상을 입기가 쉽다.

3. 감각기관에 오는 변화 : 여러 가지 원인으로 인해 우선 시력에 지장이 생길 수 있는데, 나이를 먹는다는 이유 하나로 백내장이 올 수 있다. 청력도 고음을 듣는 데에 지장이 생긴다. 맛과 냄새도 전과 같지 않아서 종종 회상으로 맛과 냄새를 구분할 때가 있을 정도이다.

4. 면역기능에 오는 변화 : 연령에 따라서 면역기능이 떨어진다. 노인들이 암에도 잘 걸리고 여러 가지 감염에 약한 이유도 바로 면역기능의 저하 때문이다.

5. 내분비 기능에 오는 변화 : 혈청 속의 각종 내분비물의 농도는 일정하다. 그러나 나이를 먹을수록 분비량과 이를

소모시키는 비율은 떨어진다. 또한 기관에 따라서는 내분비에 대한 반응도가 떨어질 때도 있다.

6. 소화기 계통에 오는 변화 : 장 운동 및 소화효소의 분비가 떨어진다(위산 포함). 따라서 소화에 지장이 온다. 변비, 가슴앓이, 저염산증 등이 발생한다.

7. 심장순환기 계통에 오는 변화 : 심장 내의 전기 전도체에 문제가 발생해서 심장박동에 지장이 올 수 있다. 또 동맥경화증이 온몸의 동맥에 올 수 있다. 즉 혈액순환에 문제가 발생함으로써 온몸의 신진대사에 지장을 주게 된다. 혈액순환이 제대로 되지 않으면 각종 질병이 생기게 된다.

8. 호흡기 계통에 오는 변화 : 30세 이후부터 매 10년마다 폐기능이 4%씩 떨어진다. 폐활량도 줄어들지만 폐의 본래 기능인 산소와 탄산가스의 교환능력이 떨어져 혈중 산소의 농도가 떨어지게 된다. 여기에 근육질량이 떨어지는 결과로 흉곽을 싸고 있는 근육들도 그 기능이 떨어져 호흡에 지장이 오게 된다.

9. 신장 및 비뇨기 계통에 오는 변화 : 신장의 크기가 줄어든다. 신장 기능의 기초 구조인 기층막이 두꺼워져서 노폐물을 걸러내는 데 지장이 온다. 또한 방광 및 요도의 변화로 인해서 남녀 모두가 소변을 보는 데 지장이 온다.

10. 신경조직의 변화 : 기억력에 문제가 생기기 시작한다. 특히 최근의 기억이 나빠지고 사고능력이 떨어진다. 반사속도도 달라져서 전과 같은 몸의 반응을 기대할 수가 없게 된다.

이 밖에 성 기능도 현저히 떨어져서 여성은 생산능력이 없어지고 남성에게도 발기부전 등 많은 문제가 발생할 수 있다. 성은 나이와는 상관없이 이루어질 수 있는 기능이다. 다만 성 기능도 다른 기능과 마찬가지로 평소부터 잘 가꿀 때 그 기능을 잘 발휘할 수 있게 된다.

05

100세 장수시대와 지혜의 신경

경험과 선택의 산물 지혜는 노년기의 선물이다.

철학자, 시인 및 전문가들은 인간의 인식, 의식, 감정 및 스트레스에 강한 면 등 인간의 심리학적인 구성 개념에 대하여 그 구조가 과연 어떤 것인지 끊임없이 해답을 찾아왔다. 그러나 생물학자들은 이런 구성 개념의 어려운 점을 인식하고 이를 무시하거나 회피해 온 게 사실이다. 과학적인 연구 과제로서 적당하지 않다는 생각 때문이었다.

그러나 최근의 연구조사에 의하면 이런 구성 개념은 과학적으로 근거가 확실하고 생물학적인 기반을 토대로 존재하고 있음이 관찰되고 있다.

하지만 이런 구성 개념에 포함시키기 어려운 것도 있는데, 바로 지혜가 여기에 속한다. 지혜는 인간의 다른 두뇌작용의 산물과는 달리 문화에 따라서 다른 면들이 있고, 여러 가지로 손에 잘 잡히지 않는 면을 갖고 있기 때문이다.

지혜에 대한 인식은 문화 간, 지역 간, 그리고 시간적인 개념을 뛰어넘어 놀라운 유사점들을 공유하고 있다. 지난 40년 동안 노인학자, 심리학자 및 사회학자들은 지혜에는 어떤 유사점들이 있음을 알게 되었다. 인생으로부터 얻게 된 일반적인 지식을 바탕으로 이성적인 판단을 내리면서 감정이입이 포함된 친사회적인 행동과 측은지심, 이타주의, 감정적인 평온함, 통찰력, 자기반성, 불확실성을 앞에 두고 확고한 결정을 내릴 수 있는 자세 및 여러 가치관을 견딜 수 있는 능력 등을 갖고 있을 때 지혜롭다고 여기게 되었다.

지혜란 앞에 언급한 내용들을 포용하는 복잡한 인간의 특성이다.

현대의 서구식 지혜는 희랍철학에 그 기초를 두고 있다. 그러나 동양철학에도 인도의 바가바드기타와 중국의 노장철학에 지혜가 포함되어 있다. 동서양을 통틀어서 지혜에 대한 이해와 기술이 거의 비슷한 것을 보면 어떤 생물학적인 근거를 토대로 인생의 경험과 선택이 쌓여서 인간을 지혜롭게 만들어 준 것으로 생각할 수 있다.

• **과학적인 근거** : 지혜에 속하는 구성요소들을 기능 뇌영상과 연관시켜 지혜에 대한 새로운 연구조사 방법이 강구되고 있다. 두뇌의 두 부분이 지적되고 있다. 전두엽 피질에 속하는 배외측, 배내측 및 전대상회와 함께 변연계 줄무늬체인 것이다.

두뇌의 이 두 곳은 계통발생학적으로 가장 최신이고 또한 가장 오래 된 부분이다. 지혜는 두뇌의 이 부분들이 잘 조화되어 나오게 된다.

첫째, 배외측 전두엽의 이성적이고, 자제력 및 자기보존을 위한 계산된 행동과 함께.

둘째, 배내측 전두엽의 친절, 보완 및 생존을 위한 감정적인 행동을 포함하면서.

셋째, 배외측 및 배내측 두 가지의 다른 사고가 상충할 때 이를 조정하는 능력을 보여주는 전대상회의 기능과 함께.

넷째, 변연계 줄무늬체와 편도의 기능인 보상회로의 참여가 있어야 한다.

결론적으로 두뇌의 여러 부분들과 중막 부가장자리엽의 요소들을 의식 속의 자기 주장적인 자기참조와 엮어주는 것이 지혜에는 절대로 필요하다. 두뇌의 이런 부분들에 손상이 오게 되면 지혜와는 거리가 멀어지게 된다. 특히 전두엽에 상해나 퇴행적인 변화로 인하여 손상을 입게 되면 지혜의 주관적인 요소가 없어지게 된다. 그 예로 19세기의 피네어스 게이지 사건을 들 수 있다. 그는 사고로 인하여 머리에 관통상을 입어 좌측 배내측 전두엽에 손상을 입게 되었는데, 그 후 사회적이고 행동적인 면에서 급격한 감퇴가 있게 되어 이를 잘 보여준 바 있다.

이 두뇌 부분에 종양이 있을 경우 같은 결과를 보여주게 된다. 특히 전두엽과 측두엽 부위의 두뇌에 위축을 초래하게 되는 전두 측두엽 치매인 경우에는 지혜에 좀 더 심각한 영향을 끼치게 된다. 성격에 극적인 변화가 오면서 충동적이고, 사회적으로 부적절함, 감정적으로도 부적절한 행동을 보여주면서 지혜와는 거리가 먼 사람이 된다.

• 지혜의 측정 : 지혜는 지능과 마찬가지로 점수를 줄 수 있는 것이 아니고, 지속적인 개념이다. 예를 든다면 지혜에 등수를 매길 수 없는 것과 마찬가지이다. 지혜에 대한 과학적

인 연구조사에서는 믿을 수 있는 측정방법이 있어야 한다. 감수성, 특수성, 신뢰성 및 타당성에 대하여 심리적 측정 방법이 강구되어야 한다. 이미 보고된 연구조사에서는 자기평정 척도를 이용하여 지혜의 구성요소들에 대한 보고형식을 택한 바 있다. 이런 방법이 얼마나 현실 세계에서 지혜의 척도가 될 것인지에 대해서는 앞으로 좀 더 지켜봐야 할 것이다.

한 개인의 지혜를 주변 사람들의 평가에 의존할 때에는 주변 사람들의 지식과 능력은 물론 편견 여부에 대한 고려가 참조되어야 할 것이다. 실천하기에는 어렵겠지만 한 개인의 지혜를 좀 더 정확하게 알아보기 위해서는 상당한 기간 동안 그 사람이 처해 있는 상황에서 어떤 행동을 보여주는지에 대한 관찰과 기록을 통한 장기적인 길이 있다. 그렇지만 이 방법은 실질적, 기술적 그리고 윤리적인 문제를 극복해야 한다.

지혜에 관한 한 나이와의 상관관계를 생각하지 않을 수 없다. 많은 문화에서 노인과 지혜를 일치시키는 경향이 있으나 그 결과는 확실치 않다. 때에 따라서는 어린이가 더 지혜로운 경우도 있으나, 삶에서 축적된 경험과 경륜이 지혜로운 모습에 필요한 요소이기도 하다.

한 학자(Grossman)는 "노인이 되면 유연성과 문제 해결 능력은 떨어지지만 지혜의 요소에 절대로 필요한 사회적인 이성의 발달은 노인에게서 볼 수 있게 된다."고 말하고 있다.

나이와 관련된 지혜는 인간의 진화에 이롭게 작용했다고 본다. 인간만이 유일하게 긴 수명을 살고 있다(현재는 80세이나 최고 120년을 친다). 인간은 중년 이후에 정신운동 및 근육 기능이 줄어들기 시작한다. 그러나 노화와 함께 늘어나는 지혜는 나이와 관련되어 쇠퇴해가는 정신운동 및 근육의 기능을 보완하면서 나머지 삶을 의미 있게 살도록 도와주게 된다. 노화는 되어가지만 신경의 가소성에 대한 연구조사 결과는 바로 인생 후반기에 지혜가 늘어나는 면과 일치한다.

• 지혜의 필요성 : 한 학자(Ardelt)는 "지혜는 노인들이 삶에 대하여 만족감을 갖게 하는 데 긍정적 영향을 주는 동시에 주변 상황을 객관적으로 볼 수 있는 안목도 주게 된다."고 말하고 있다.

여러 증거에 의하면 노인들의 지혜를 사회에 돌려줄 수 있는 길이 마련된다면 노인들은 물론 사회 전체가 노인들의 지혜를 공유할 수 있게 된다는 것이다. 예를 든다면 세대 간 교류 프로그램을 통하여 노인들이 학교에 자원봉사를 하면서 지혜를 나누는 방법도 있을 것이다. 앞으로의 연구과제는 지혜가 한 개인의 삶의 만족도에 어떤 영향을 끼치며, 한 개인의 지혜가 사회적으로 어떤 기여를 할 수 있는지에 유의해야 할 것이다.

지혜를 높여줄 수 있는 두뇌 각 부분의 기능을 항진시킬 수 있는 방법에 대한 숙제는 앞으로 풀어야 할 과제라고 할 수 있다. 더 나아가 두뇌의 한 부분에 손상을 입어 지혜의 구성요소가 없어지게 될 때 어떻게 하면 이를 복구시킬 수 있을 것인지에 대한 연구조사도 있어야 할 것이다. 이는 인류 전체에게 주어진 과제라고 할 수 있다.(JAMA, October 2010)

CHAPTER 2

나이 들수록 희미해지는
기억에 얽힌 비밀

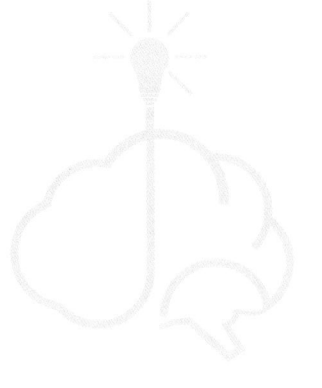

배우고 이를 저장한 다음 다시 꺼내 쓸 수 있는 능력은 참으로 신비로운 일이기도 하다. 즉 세 가지의 기능이 온전해야만 좋은 기억력을 갖고 있다고 말할 수 있다. 입력, 저장 그리고 회상이라는 세 가지의 기능이 바로 그것이다.

인간이 인간다워지는 능력은 언어, 생각, 문화, 지식 및 창조 등에 의해서다. 사실 이것만큼 불가사의한 일도 없다. 아무리 생각해도 이는 보통 특별한 능력이 아닌 것이다.

기억이란 신경 단위에 실질적으로 남겨진 흔적으로 비교적 오랜 시일 동안 저장되어짐을 의미한다. 이를 두고 '기억 흔적'이라고 부른다. 이에 대한 부호를 알 수 있다면 신경 단위에 남겨진 흔적이 무엇을 뜻하는지 알 수 있게 될 것이며, 이어서 한 사람의 일생을 한 눈에 알아볼 수 있게 될 것이다. 이 과제는 앞으로 신경과학이 풀어야 할 숙제인 것이다.

많은 신경생리학자들은 기억 흔적(Memory trace)에 대한 연구조사를 진행하고 있다. 기억 흔적이 신경세포에 남겨 놓은 자국을 찾으려는 노력을 하고 있는 것이다.

01

기억이란 무엇인가?

일단의 과학자들은 기억이란 뇌 전체, 특히 대뇌 피질에 분포되어 있다고 믿고 있다. 이를 주장하는 학자들은 홀로그램(Hologram : 레이저 광선으로 얻게 되는 3차원 영상)과 같이 여기저기에 흐트러져 있는 기억장치로부터 모여지는 것이 기억이라는 것이다.

이때 어느 한 곳으로부터의 기억이 없어졌다고 하더라도 전체 그림이 그려지지 않는 것이 아니고, 완전하지 않은 흐려진 그림으로 그려진 기억으로 나오게 된다는 것이다. 더 여러 곳으로부터의 기억이 빠지게 되면 더 흐려지는 그림으로 될 수밖에 없게 될 것이다.

　계속적인 배움이 없게 되면 기억은 한정적일 수밖에 없다. 배움은 세포의 부호화를 촉진시켜 주는데, 이는 노화와는 상관이 없는 과정이다. 오히려 늙어가면서 더 배워야 한다. 그 이유는 뻔하다. 젊었을 때는 나중에 배우더라도 기억을 늘려갈 수 있지만, 노인들은 계속적인 배움이 없게 되면 더 형성할 기억은 없는 대신에 옛날 배워서 기억해두었던 뇌세포가 줄어들면서 없어지게 된다. 기억에 문제가 발생하게 되는 것이다.

　뇌세포는 모두 1000억 개로 추산된다. 몸의 다른 기관도 그렇지만, 뇌 조직도 노화와 함께 잃어가게 된다. 부호화된 뇌세포를 잃게 되면서 새로운 뇌세포의 부호화가 이루어지지 않는다면 전체적으로 쓸 만한 뇌세포는 줄어들 수밖에 없는 것이 기억인 것이다.

- **오랜 기억과 새 기억** : 오래된 기억과 새 기억 사이에는 차이가 있게 된다. 새 기억은 상당히 취약한 면을 갖고 있다. 새 기억은 다른 사람이 지적하면 쉽게 내용이 바꿔질 수도 있게 되고 심하면 내용이 반대로 뒤집어지게도 된다.

　그러나 오래된 기억은 뇌에 손상이 오기 전까지는 침투

가 되지 않을 정도로 단단한 기초를 갖고 있다. 이쯤 되면 반영구적인 기억으로 변하게 되는데, 이런 상태에 이르게 되면 특별한 단백질이 생기는 것으로 추측되고 있다.

기억력의 범위는 거의 무한대에 가깝다. 누구나 기억하고 알고 있는 어휘 숫자를 생각해 보면 된다. 한 어휘에 맺힌 뜻과 감정까지 더한다면 기억의 범위는 더욱 넓어질 것이다.

• 단기 기억 : 새 전화번호를 얻게 되면 전화 다이얼을 돌릴 정도의 시간만 기억하게 된다. 불과 수초 동안만 기억하게 되는데, 반복해서 전화번호를 사용하지 않으면 곧 잊게 된다. 이를 두고 단기 기억 또는 순간 기억이라고 부른다.

단기 기억은 인생을 살아가면서 매 순간마다 기억해야 하는 사물을 대하게 될 때 필요한 기억이다. 이런 단기 기억이 필요이상으로 오랜 시간 동안 지속된다면 기억장치는 물론 인생살이가 너무나 복잡하게 될 것이다. 단기 기억으로 기억해야 하는 것도 7가지를 넘지 못한다. 단기 기억이 감당해내기 힘들 정도로 너무나 까다롭고 복잡한 내용에 대해서는 많은 고통이 따르게 된다.

단기 기억의 영역에 속하는 것에는 살고 있는 환경으로부터 느끼게 되는 감각 또는 떠오르는 아이디어, 스치는 생각들이 있다. 단기 기억의 용량은 제한되어 있기 때문에 생활로부터 오는 모든 것들에 대한 기억을 오랜 시간 동안 간직한다는 것은 불가능에 가깝다.

언어나 어휘에 대한 영구 기억은 좌측 대뇌피질에 위치하고 있다. 이 중 언어를 구사하는 사람들의 언어중추는 어느 정도 다른 것으로 되어 있다. 언어중추가 좌측 대뇌피질에 있다는 것은 확실한 사실이다. 그러나 모든 기억이 어디에 있는지에 대하여 짐작은 하지만 정확한 지식은 아직 없다.

• 영상 기억 : 인간의 기억에는 영상적인 면이 있다. 인간의 기억은 마치 사진을 찍은 것과 같이 정확한 영상적인 면을 갖고 있다는 것이다. 그러나 영상적인 기억은 아주 짧게 지속되어 불과 1/10초 사이에만 잠깐 있다가 사라지게 되면서 이렇게 생긴 영상적인 기억은 곧 없어지게 된다.

그런데 어린이들의 영상 기억은 상당히 긴 시간 지속된다. 그러나 어린이들의 이런 영상 기억도 글을 읽기 시작하면 사라지게 된다. 신기하게도 글자가 없는 사회에 살고 있는 사람들에게는 아직도 영상 기억이 남아 있다. 글을 읽게 됨과 동시에 영상 기억이 약해지는 것으로 보인다.

인간을 포함하여 모든 영장류들에게는 영상 기억이 잘

발달되어 있다. 한 사람이 평생 동안 만나는 사람들의 숫자는 상당할 것이다. 대부분의 경우에 그 사람들의 얼굴을 기억하고 있게 된다. 영상 기억의 중요성은 사회적인 생활을 하고 있는 인간 사회에서 더욱 중요하다. 사람의 얼굴을 잘 기억하지 못하는 경우를 생각해 보면 쉽게 이해할 수 있는 부분이다. 모든 영상 기억이 다 그런 것은 아니지만 특정 얼굴이나 장면은 한 번만 보더라도 영구 기억으로 넘어갈 수 있다.

- 노인들의 기억력 : 사람이 늙어가면서 기억력에도 문제가 생기지만 이에 대해서는 아직도 많은 부분이 베일에 싸여 있다. 요즘 사람들은 점점 더 오래 산다. 특히 공업화된 나라에 살고 있는 사람들의 평균 나이는 점점 늘어나고 있어 70~80세를 구가하고 있다. 인류 역사상 전에는 없던 현상이다.

이와 더불어서 노인들의 건강이 문제로 등장하고 있으며, 여기에는 노인들의 기억력 역시 문제가 되면서 활발한 논의가 진행 중이다. 그러나 노인들의 기억력 감퇴와 이로 인한 여러 가지의 오해는 많이 과장되어 있는 부분도 많다. 노화현상과는 상관없이 아직도 왕성한 두뇌활동을 하고 있는 노인들도 얼마든지 많기 때문이다.

　여기에 한 노학자의 자서전적인 저서인 〈내 자신의 늙은 행동을 보면서(On Watching Myself Act Old : Donald Hebb)〉를 보면서 노인들의 기억력을 알아본다.

　헤브 박사는 그는 나이 47세에 노화현상을 처음으로 경험했다고 기술하고 있다. 그가 과학적인 저술을 읽으면서 중요한 곳에 자필로 써 놓은 몇 마디를 나중에 발견하곤 너무나 놀랐다는 것이다. 전에 읽었고, 자신이 써 놓은 내용이었던 것이다. 전혀 기억이 나지 않았던 것은 물론이다.

　당시 그는 맥길대학의 심리학과 과장으로 여러 연구조사를 실시하고 있었으며, 활발한 강의와 더불어 저술활동을 하고 있었다. 그는 저녁 시간에 하던 일을 그만두고 휴식시간을 갖게 되면서 그의 기억이 정상으로 되돌아왔다고 한다. 여기서 우리가 배울 점은 과도하게 혹사당하는 두뇌는 그 기능을 제대로 발휘하기 어렵다는 것이다. 두뇌의 용량은 크지만 여기에는 한계가 있기 때문이다.

　헤브 박사는 74세가 되면서 이번에는 더 큰 변화를 직접 경험하게 되었다고 고백했다. 그의 걸음과 균형에 약간의 문제가 생기기 시작한 것이다. 여기에 시력까지 희미해지면서 건망증까지 동반되었다. 언어생활에서도 어휘가 줄어들고 생각이 맴돌기 시작하면서 생각을 더 이상 진행시키기 싫어지게 된 것이다.

이런 현상은 그에게만 한정된 것은 아닐 것이다. 74세가 되면 많은 사람들이 몸에 오는 변화를 느끼면서 살아가고 있지만 표현은 자제하면서 정상적으로 보이려는 노력을 더 할 것이다.

따라서 본인 스스로는 아는 사실이지만 다른 사람들에게는 아직 알려질 만큼은 아니고, 스스로는 자신에게 온 인식 기능과 기억능력의 저하에 대해서 어쩔 수 없었을 것이다. 이 당시 같이 일하던 사람들은 헤브 박사가 전에 비하여 더 우아한 말솜씨를 가졌다고 여기고 있었다고 한다.

기억에 대한 연구조사가 말해주는 것은 노화에 따른 기억력의 감퇴는 그리 심한 것이 아니었다고 한다. 특히 영상 기억에는 아무런 문제가 없었다고 한다. 그러나 노화에 의한 결과로 산만한 분위기에서 주의를 집중하는 능력은 현저하게 떨어지게 된다. 젊었을 때는 시끄러운 파티에서 대화를 진행하면서 곁에서 무슨 대화들이 오가는지 알 수 있었지만, 이제는 한 곳에만 집중해야 하는 입장이 된 것이다.

02

기억이 잘 나게 하는
특별한 비결들

기저핵은 소뇌와 함께 몸의 움직임을 매끈하게 해주는 역할을 맡고 있다.

운동 학습을 통하여 대뇌피질에 운동 프로그램이 형성되려면 기저핵의 역할이 같이 있어야 한다. 기저핵은 뇌의 중간 깊숙한 곳에 있으면서 대뇌피질의 전두엽, 눈 및 신체의 움직임을 모니터링하기 때문에 자연스럽게 행동계획과 감정도 여기에 포함된다.

　기저핵은 또한 운동계획에 의한 운동 출력을 관장하고 있다. 이런 과정은 운동 학습을 통하여 이루어지게 된다. 기저핵은 쾌락중추와도 연결이 되어 있어 나타나는 태도에도 영향을 끼치는 것으로 보인다.

한편 파킨슨병은 기저핵 중의 하나인 흑색질에 문제가 발생하게 되면서 이로부터 분비되는 도파민의 부족으로 운동에 문제가 생기게 되는 병이다. 파킨슨병은 움직임을 시작하는 데 어려움을 갖게 되며, 떨기도 하고 걸음걸이에 문제가 생기는 병이다.

해마(Hippocampus)는 라틴어의 해마(Sea Horse)라는 말에서 유래했다. 그 모양이 바다에 사는 해마를 닮았다고 해서 생긴 명칭이다. 뇌의 다른 부분들과 같이 양쪽 뇌에 있다. 따라서 한쪽 뇌에 있는 해마에 손상이 오더라도 다른 한쪽의 해마가 제대로 남아 있을 경우 기억에 별 지장을 주지 않는다.

해마는 뇌의 변연계에 속한다. 변연계는 오래 된 뇌로 악어와 같은 동물에게서는 가장 높은 뇌에 속하지만, 인간을 비롯하여 포유류 동물의 뇌에는 변연계 위에 대뇌피질이 있어 더 높은 뇌의 기능을 갖게 된다.

변연계에 속하는 해마는 생존을 위한 기억장치로 작용하게 된다. 따라서 악어와 같은 양서류 동물에게도 기억장치가 있는 것은 생존을 위해서 필수적이기 때문이다.

이렇게 생존을 위한 해마이기는 하지만, 생존을 뛰어넘어 다른 것들을 배우고 기억하는 데 쓰이게 된다. 즉 해마는 기억에 절대로 필요한 두뇌의 한 부분인 것이다. 해마를 전부 제거하더라도 옛 기억은 지워지지 않지만, 새로운 사실에 대한 기억을 만들지는 못한다.

이런 점으로 미뤄보아 해마란 새 기억을 형성하는 데 절대적으로 필요한 기관이지만 오래된 모든 기억을 다 간직하지는 않음을 알게 된다. 즉 해마를 통하여 형성된 새 기억들이 뇌의 다른 곳으로 옮겨지면서 그곳에 오래된 기억으로 간직됨을 알 수 있는 것이다. 아직은 확실하게 알고 있지 못하지만 대뇌피질 어떤 곳으로 옮겨지면서 오랜 기억으로 남아 있게 되는 것으로 추측되고 있다.

기억이 효과적으로 이루어지려면 다른 어떤 조건들이 충족되어야 하나?

기억은 살아남기 위한 뇌의 기능이다. 그러나 아무리 많은 기억을 하고 있더라도 이미 갖고 있던 기억만으로는 그 기능을 제대로 발휘할 수 없다. 기억이 효과적으로 이루어지려면 반드시 다음의 요건이 충족되어야 한다.

첫째, **학습이 같이 따라야 한다.** 기억에 관한 한 이는 떼어놓을 수 없는 두뇌의 기능이라고 할 수 있다. 여기에 두 가지를 더해서 다양한 정신세계가 펼쳐지게 되는 것이다. 여기에는 의식과 의도가 함께 있어야 한다.

둘째, **기억 과정은 가치관과 연결되어야만 빛을 내게 된다.** 가치관이 없는 두뇌작용은 하나의 두뇌 현상에 지나지 않게 된다. 가치관의 발상은 시상하부, 중뇌에 있는 수많은 핵으로부터 유래된다. 이런 가치관은 동물에 따라서 다 다르게 나온다.

셋째, **쾌락 센터와도 연결된다.** 어떤 개체이든지 좋아하는 것이 있게 마련이다. 좋아하는 것이나 이와는 반대되는 개념인 싫어하는 것도 기억에 중요하게 작용하는 요소이다. 여기에 생명유지에 꼭 필요한 것으로, 더 깊은 뇌로부터 오는 온몸의 평형성 유지, 식욕, 성욕 등 일반적인 욕심 및 완성을 향하여 가려는 추진력과도 연관되게 된다.

넷째, **학습은 신경들이 연결된다는 뜻을 갖고 있다.** 학습을 통하여 생각에 체계가 잡힐 수 있고, 이미 알고 있던 지식과 조화를 이루게 되면서 한층 더 발전한 생각과 행동으로 이어질 수 있게 된다. 인간은 학습을 통하여 지속적으로 발전하고 있으며, 주어진 환경과 여건에 적응하려면 학습이라는 과정이 있어야 한다. 학습에서 가장 중심에 있는 것이 기억이다.

03

시간과 기억에는 어떤 비밀이 숨어 있을까?

기억은 시간과 떼어놓고 생각할 수 없다.

기억은 태생적으로 시간적인 요소를 갖고 있기 때문이다. 따라서 시간에 대하여 알아보아야 기억을 입체적으로 알 수 있게 된다. 시간에 대하여 좀 더 자세하게 알아보기로 한다.

- 시간과 장소와 나와 사건 : 시간과 공간은 같이 간다. 이를 두고 시공(時空)이라고 부른다. 시간을 떠난 공간은 없고, 공간을 떠난 시간도 없게 된다. 완전한 시간은 여기서 끝나지 않는다. 여기에 주체인 내가 반드시 들어가면 시공이 거

의 완성되는 것이다. 시간과 공간과 그리고 나, 이 셋이 하나가 될 때 거의 완전한 시간이 된다.

일례로 졸업할 때라는 것은 분명히 시간적인 개념이다. 그러나 졸업할 때라고 할 때 시간 자체에 대한 개념은 떠오르지 않게 된다. 졸업할 때에 대한 시간의 개념은 졸업할 때의 장면으로 떠오르게 되어 있다. 즉 우리의 두뇌는 '시간' 하면 '장소'로 떠오르는 구조를 갖고 있다. 이는 누구나 경험하는 예인 것이다. 시간과 공간을 떼어놓고는 시간이 성립되지 않는다. 여기서 끝나는 것이 아니다. '졸업할 때'라고 하면 그때의 주체는 어디까지나 나 자신인 것이다. 시간과 공간에 주체가 있을 때에만 시간이라는 개념이 완성되는 것이다.

시간, 공간 그리고 나라는 주체 이외에 또 한 가지의 시간적인 요소가 있게 된다. 사건이나 내용인 것이다. 시간, 공간 그리고 주체가 있게 되면 반드시 어떤 사건이나 내용이 있게 된다. 즉 우리가 말하는 시간에는 최소한 이 네 가지의 요소들이 들어 있다.

여기서 우리는 시간(時間)이라는 어휘에 무엇인가 부족한 점이 있음을 알게 된다. 시간(時間)은 두 시각(時刻) 사이의 간격을 말하고 있다. 보통 우리가 뜻하고 있는 시간인 것이다.

그러나 앞에서 정의한 시간(時間이 아닌)은 시간이 아니라 순서에 더 가깝다는 것을 알게 된다. 시간의 다른 요소들인 장소(장면), 주체(주로 나의) 그리고 사건이나 내용은 표현 그대로 이해하면 될 터이지만 보통 우리가 쓰고 있는 시간은 순서에 가까운 개념이라고 이해하면 좋을 것이다.

순서 중에서 좀 더 오래된 것에 속하는 것이 있고, 좀 더 가까운 것에 속하는 것, 또는 그 중간 어디에 속하는 순서가 있을 것이다. 순서가 가장 적당한 어휘가 아닌 것은 틀림없다. 앞으로 이보다 더 좋은 어휘가 나올 것이다.

그러나 현재까지는 이를 두고 사람들은 시간이라고 부르기로 약속한 것이다. 시간에 대한 어휘의 부족은 시간에 대하여 생기는 혼란 중의 한 가지 원인이 되고 있다. 특히 인간의 기억도 시간적인 개념이라는 것을 알게 될 때, 왜 인간의 기억 기능 속에는 순서에 대한 혼란이 자주 오는지 알게 된다. 기억 중에 필연적으로 생기는 오해의 주된 원인은 순서에 대한 혼란이 오게 될 때이다. 앞뒤가 잘 맞지 않는 것이다. 또한 두 가지 사건이 겹치게 되면서 제3의 새로운 사건을 만들어 내기도 한다.

이렇게 순서에 혼란이 올 수 있는 인간의 기억은 컴퓨터에 입력된 데이터베이스와는 완전히 다른 것이다. 컴퓨터에 입력된 데이터베이스에는 인간의 기억으로부터 올 수 있는 순서의 혼란이 없다.

따라서 큰 시간에는 순서, 장소, 주체 그리고 사건이나 장면이 들어 있는 것을 의미한다. 새로운 어휘가 나와야만 큰 시간을 제대로 이해하는 데 도움이 될 것이다. 인간은 큰 시간 속의 산물이고, 큰 시간과 같이 있어 왔으며, 큰 시간 속의 역사적인 존재이면서도 큰 시간의 주체로 그동안 지내왔는데 왜 큰 시간에 대한 어휘가 안 생겼는지 모르겠다. 큰 시간에 대한 새로운 어휘가 나와야 한다.

- 시간과 시각과 속도 : 과학이 발달하게 되면서 지구의 자전에 걸리는 시간이 거의 일정함을 알게 되었다. 지구가 한 바퀴 도는 데 걸리는 시간을 24로 나누어 1시간이라는 시간의 단위를 만들었다. 다음에는 그 시간을 60으로 나누어 1분이라고 약속했고, 1분을 다시 60으로 나누어 1초라고 부르기로 약속한 것이다. 시간, 분, 초는 인간이 인위적으로 만든 시간의 단위이지 시간 그 자체는 아닌 것이다. 최근에는 1초를 다시 10억으로 나누어 이를 두고 나노 초(Nano Second)로 부르기로 약속한 바 있다.

역으로 24시간을 하루로 결정했고, 24시간이 들어 있는 하루를 7번 갖게 되면 일주일, 24시간이 들어 있는 하루를 28~31번 갖게 되면 한 달, 그리고 365일 또는 12달이 지나면 1년으로 부르기로 약속한 것이다. 이런 시간적인 약속은 아주 인간적인 것이지 시간 그 자체는 아니다. 인간들이 약속한 시간은 단지 시간의 단위로 쓰이고 있을 뿐이다.

시간의 단위와 빛과는 특별한 관계에 있다. 빛은 속도의 개념이다. 빛의 속도는 절대속도이다. 빛보다 더 빨리 움직일 수 있는 것은 아무 것도 없다. 또한 빛의 속도는 특별한 경우가 아니면 일정하다. 1초에 30만 킬로미터를 가는 속도이다. 속도가 일정한 것이 별로 없으므로 빛의 속도가 속도의 단위로 된 것이다. 특히 천체물리학에서는 별들과 은하계 사이의 거리가 너무나 먼 결과 지구상에서 쓸 수 있는 거리 단위 중에 가장 큰 킬로미터로는 너무나 큰 단위가 되므로 빛이 1초에 달리는 거리인 30만 킬로미터를 단위로 재기 위하여 광년이란 단위를 도입한 것이다. 빛의 속도는 엄청나게 빠르다.

빛의 속도는 별 사이의 광대한 거리를 말할 때에는 도움이 되지만 너무나 빠른 속도라 인간의 속도개념으로는 잘 잡혀지지 않는 속도이다. 일상생활에 쓰인 속도로는 말이 뛰는 속도, 기차의 속도, 자동차의 속도, 비행기의 속도라면 쉽게 잡히는 속도 개념이 된다. 속도, 시간 및 거리에 대한 우리 인간들의 두뇌 한계를 말해주고 있는 것이다.

시간과 속도와 거리 사이에는 쉬운 공식이 있다. 거리를 속도로 나누면 시간이 나온다. 마찬가지로 속도에 시간을 곱하면 거리가 나오게 되고, 거리를 시간으로 나누면 속도가 나온다. 시간과 속도와 거리는 일상생활에 꼭 필요한 단위들인 것이다. 속도를 알게 되면 일정한 거리를 달려가는 데 걸리는 시간을 알 수 있게 되며, 시간을 알면 일정한 거리를 어느 정도의 속도로 달려가야 하는지에 대한 계산이 나온다. 마찬가지로 속도에 시간을 곱하면 달려간 거리가 나오게 되어 있다. 이때의 시간도 두 시각 사이의 간격을 의미하는 시간이지 큰 시간은 아닌 것이다.

시간 그 자체를 이해하려면 인간이 만든 시간이란 시간에 대한 인간들의 약속이며, 시간의 단위에 지나지 않는다는 사실을 알고 있어야 한다. 인간이 만든 인위적인 시간은 잊어야 큰 시간에 대하여 이해를 할 수 있게 된다.

그 다음에는 큰 시간 그 자체에 대하여 집중해서 생각해야 한다. 앞에서 언급한 대로 시간에는 공간과 주체가 반드시 들어가야 하는 동시에, 어떤 사건이나 장면도 들어가야 한다. 시간 하면 이 네 가지가 골고루 갖추어지게 되어 있는 것이다. 뒤에 나올 맴도는 생각에 대한 깊은 이해를 하려면 이 네 가지의 시간에 대한 요소를 잊지 말아야 한다. 별로 중요하지 않은 것 같지만 시간에 관한 한 아주 중요한 내용이다. 시간의 구성요소들 중의 순서에는 기간이라는 개념도 포함되어 있다. 순서는 원칙적으로 기간이기 때문이다.

04

기억력을 좋게 하는 데
영향을 미치는 것들

우리는 죽음을
피할 수는 없으나,
병 들면서 죽어가는 길은
피할 수 있다.

어떤 길을 선택할 것인지는 각자의 결정에 속한다. 건강하게 늙어가든지 아니면 병 들면서 늙어가든지 이는 전적으로 각자의 선택에 달려 있는 것이다.

마찬가지로 전에는 70~80세 전후가 되면 죽는다는 생각으로 살아가고 있었으나 이제는 그럴 필요가 없이 그 이상 살아갈 수 있는 길이 열려 있는 것이다. 산에 오르려면 우선 산에 오르려는 마음부터 세워야 한다. 깨어보니 산꼭대기에 올라가 있었다는 말은 꿈에서나 가능한 일이다.

마음이 가는 곳에 몸이 가게 된다. 병들지 않는 인생 후반기를 맞이해야겠다는 마음을 먹는 것이 중요하다. 이런 마음을 먹는다는 사실 자체가 바로 정신이 맑아지는 첫 발걸음이라고 할 수 있다. 정신이 맑아지는 데 기본적인 요소는 다음과 같다.

• 기억력 : 늙어가면서 가장 소중한 것 중의 하나가 기억력을 잘 간직하고 있는 것이다. 기억력이 떨어지기 시작하면 삶에도 균열이 생기기 시작한다. 사람이 살아가면서 잊게 되는 것은 당연하다. 잊지 않는 것도 문제가 된다. 자동차 열쇠를 찾지 못해 애를 쓰다가 나중에 냉장고 안에서 자동차 열쇠를 찾은 후 치매 걱정을 했다는 일화도 있다. 치매 걱정을 할 정도라면 치매는 아닌 것이다. 이런 일화는 얼마든지 있다. 기억력에 관한 한 나이와 상관없이 누구라도 어느 정도는 걱정을 하게 된다. 오히려 기억력에 대한 걱정을 하지 않는 사람에게는 기억력에 문제가 있을 가능성이 있는 것이다.

'왜 기억력이 필요한가?' 이에 대한 답변은 간단하다. 살아남기 위해서다. '시간이 왜 있는가?'라는 질문에 대한 한 가지 답변으로 세상에서 일어나는 일에 순서를 매기기 위함이라는 것이다. 시간이 없다면 생기는 모든 일이 뒤죽박죽이 되기 때문이라는 것이다.

기억도 마찬가지이다. 오래되어 희미한 기억일수록 앞뒤가 잘 맞지 않게 된다. 기억은 모든 경험의 근본이 된다. 희미해진 기억이라도 경험의 일부분으로 작용하게 된다. 물론 희미한 경험일 것이다. 순서가 중요한 경우에는 정확한 기억력이 있어야 한다.

따라서 기록을 남겨 놓는다는 것은 기억력을 도와서 순서를 매기는 데 큰 도움이 된다. 실제로 기억력이 떨어진다고 생각하는 사람에게 줄 수 있는 가장 좋은 충고는 항상 기록을 남겨 놓으라는 것이다. 뇌에는 기억을 관장하는 부분이 있다. 측두엽과 시상에 걸쳐서 있는 히포캄포스라는 부분이 기억을 관장하고 있다. 따라서 이 부분이 손상을 입게 될 때는 기억력에 심각한 문제가 발생하게 된다.

기억장애 중 과거에 대한 기억력에 문제가 있을 수도 있고, 과거의 경험과 현재의 입장을 근거로 한 앞날에 무슨 일이 일어날지에 대한 기억력의 문제가 있을 수 있다. 또한 기억장애로는 먼 과거에 대한 기억장애, 중간 기간의 기억장애 및 최근의 기억장애로 나뉘어진다. 중간 기간 기억장애란 수초부터 24~48시간 이내의 것이고, 최근의 기억장애는 수초 내의 것이며, 먼 과거의 기억장애는 24~48시간이 지난 과거에 일어났던 일들에 대한 기억장애이다.

사람들이 기억장애에 대하여 걱정하는 이유는 비교적 간단하다. 기억장애가 치매로 이어지는 최초의 증상이 아닌가라는 의구심 때문이다. 특히 알츠하이머 치매에 대한 일반 대중의 인지도가 올라가 있는 상태이기 때문에 이 병에 대한 걱정이 앞서게 되는 경우가 종종 있다.

그러나 기억장애의 정도가 일상생활을 하는 데 지장을 주지 않는 한 기억장애가 치매로 연결된다는 증거는 없다. 즉 기억장애와 치매는 별개의 것이고, 치매의 증상 중 하나가 기억장애라고는 볼 수 있다.

최근 기억은 전화번호를 기억한다든지, 길을 찾아야 할 경우에 길 이름을 기억해야 하는 경우에 편리한 기억이다. 따라서 최근 기억은 오래 가지 않게 된다. 작업에 도움을 주는 기억이다. 일 분 전후로 지속되다가 완전히 잊게 되는 기억이다.

중간 기억은 수 시간 내지 수일 사이의 기억으로 중요하지 않은 것들은 잊게 되며, 중요하다고 생각되는 것들은 영구 기억으로 넘어가게 된다.

영구 기억은 어렸을 때의 기억들, 즉 명절에 대한 기억이라든가, 친한 친구의 이름 등 잊히지 않는 기억들이다.

어떤 기억이든지 다음의 상태에 들어가면 흔들리게 된다. 심각한 걱정거리가 있거나, 너무나 많은 여러 방향으로부터 오는 감각적인 자극들, 그리고 심각한 스트레스가 있을 때는 물론 심한 뇌 손상, 뇌 산소결핍증, 뇌염, 치매 그리고 흔하지는 않지만 뇌암일 때 심각한 기억장애를 초래하게 된다.

이런 경우에 근본 원인을 제거할 수 있다면 기억력이 다시 회복될 수도 있다. 최근 기억장애는 물론 중간 기간 기억장애도 오게 되는데 이런 사람들의 특징은 기억장애를 극복하는 한 가지의 방법으로 거짓말을 아주 천연덕스럽게 하게 된다.

이 밖에도 심한 알레르기가 있을 때, 심각한 감염증이 있을 때, 갑상선 기능장애, 뇌졸중, 영양장애, 저혈당 등이 있을 때에도 기억장애가 오게 된다. 그러나 정신을 집중시키는 데 문제가 있는 사람이나 학습능력이 떨어진 경우, 생각이 복잡한 사람, 심한 불안공포에 시달리는 사람, 항상 떠드는 사람들에게도 기억장애는 오게 된다. 응급상태에 빠졌는데 전화번호가 생각나지 않게 되는 경우를 당해본 사람들은 의외로 많이 있다. 응급상태 때 오는 기억장애는 응급상태로부터 벗어날 때 다시 회복되는 것이 보통이다.

기억력을 증진시키려면

기억력을 증진시키는 여러 가지의 방법들이 있다. 어떤 방법이든지 사람에 따라서 다르게 작용하게 됨으로써 각자에게 가장 적당한 방법을 찾아서 이를 실시해 보아야 한다.

1. **기억력 증진 운동** : 유산소 운동을 할 때 기억력이 증진된다는 증거가 있다.
2. **정신집중** : 기억력 증진에 가장 중요한 요소이다. 많은 경우에 정신집중력이 모자라기 때문에 기억력에 문제가 있다고 여겨지게 된다.
3. **정신집중에는 순서를 매기는 것이 중요하다** : 덜 중요한 것에는 정신을 집중시킬 필요가 없고 중요한 것에는 정신을 집중해야 하므로 이에 대한 판별력을 키워야 한다. 즉 우선순위에 대한 개념이 서 있어야 한다.
4. **양질의 수면이 기억력을 증진시킨다** : 반대로 잠을 잘 자지 못하게 되는 경우에는 기억력에 문제가 발생하게 된다. 이런 경험은 누구라도 다 있을 것이다.
5. **나쁜 습관으로부터 벗어나야 한다** : 예를 든다면, 텔레비전을 시청하면서 책을 읽게 될 때 텔레비전은 물론 책 내용에 대한 기억력에 문제가 생기게 된다.
6. **흡연, 음주 등은 기억력에 장애를 초래한다.**
7. **영양 보충이 기억에 도움이 될 수도 있다** : 특히 영양 섭취에 있어 편식이 심한 어린이의 경우 기억력 장애가 올 수 있다.

8. 탈수가 기억력에 좋지 않은 영향을 끼친다는 보고가 있다 : 물을 충분히 마셔야 한다.
9. 아직은 기억력을 높이는 특수제품은 없다 : 기억력을 높이는 제품에 대하여는 잘 알아보아야 한다.

• 건망증 : 늙어갈수록 기억력에 대한 자신감이 없어진다는 사실에 대해서는 앞에서 설명했듯이 누구나 수긍할 수 있는 하나의 보편적인 사실이라고 말할 수 있다. 그러나 기억이 잘 나지 않는 것이 그렇게 나쁜 일일까? 만약에 세상에 태어나서 겪게 되는 모든 사실들을 다 기억하고 있다고 생각해 본다면 과연 어떨까?

지금 상대하고 있는 사람의 모습과 같은 사람의 10년 전의 모습, 아니 20년 전의 모습을 그대로 기억하고 있다면 내 머릿속에 그려지는 상대방의 모습에 어떤 식의 혼동과 겹치는 이미지가 생길까?

특히 늙어가는 자식에게 어렸을 때의 모습이 그대로 겹쳐질 때 부모들의 마음이 어떨까? 더욱이 상대방이 한 말 중 10년 전, 20년 전의 내용과 현재 진행 중에 있는 대화의 내용이 서로 상충되면 어떨까?

전에 입었던 옷 중에 싫증을 냈던 옷을 다시 입을 때 어떤 생각이 들까? 심한 부부싸움을 한 후 부부가 같이 살 수 있을까? 임산부가 아기를 분만할 때의 통증과 고생스러웠던 순간에 대한 기억이 지워지지 않는다면 두 번째 아이를 다시 임신할 수 있을까? 전쟁에 대한 기억, 사별한 부부 사이 등등 잊히지 않기 때문에 고통스러움이 얼마나 심각해질까? 특히 모든 기억이 그대로 생생하게 남아 있다면 도대체 다른 사람에 대한 용서가 가능해질까 생각해 보는 것이다.

망각은 세월로부터 오는 것이고 생활을 부드럽게 만들어 주는 원천적인 재산이다.

잊어야 좋은 일이 있는 반면에 기억해야 좋은 일들도 있다. 겨울철이 되면 날씨가 추워지고 여름철에는 더운 날씨가 된다는 것을 기억하지 못한다면 매년 철이 바뀔 때마다 많은 고생을 하게 될 것이다.

집안 식구들의 생일을 기억하지 못하는 경우에도 낭패를 당하게 될 것이다. 어떤 도로에는 항상 교통 혼잡이 있는 반면에 어떤 도로는 차가 잘 빠진다는 것도 기억해 두면 도움이 되는 것들이다.

처음 농사를 짓는 사람들보다는 다년간 농사를 지어온 사람들 손에서 모든 채소와 과일의 수확이 더 많아질 것이다. 집으로 돌아올 때 지도를 필요로 하는 사람은 없을 것이다. 특별한 주의를 기울이지 않더라도 집골목을 잊는 경우란 거의 없다. 꼭 기억해 두어야 할 기억은 대개가 생존과 관련된 내용들이 대부분이다. 산책 중 뱀을 본 지점을 지날 때마다 그 지점을 주의 깊게 들여다 볼 수 있는 기억은 생존에 도움이 된다. 물에 빠졌던 기억을 갖고 있는 사람이 물을 무서워하게 되는 것도 그 사람의 생존에 도움을 주게 된다.

감각과 연결된 기억도 오래 갈 수 있다. 특히 냄새와 연결된 기억은 오랜 세월이 지난 후에도 생생한 기억으로 되살아나게 된다.

감정과 얽혀 있는 기억도 오래간다. 이름도 모를 꽃에 대한 기억은 곧 없어지겠지만 졸업식이나 혹은 결혼식에서 좋아하는 사람으로부터 받았던 꽃다발의 냄새와 그 꽃다발을 받았을 때의 벅찬 감정에 대한 기억은 일생을 간다. 감정은 가장 원초적이고 생존과 직결되어 있기 때문이다.

어떤 기억은 잊어야 좋은 경우가 있고, 어떤 기억은 잊어서는 안 되는 경우가 있다는 것을 알아야 한다. 그러나 모든 기억이 명확하게 잊어야 할 기억, 또는 기억해야 할 기억으로 나누어지지는 않는다. 대부분의 기억들은 이 둘 사이 어디에 있게 된다.

따라서 오래된 기억이 새로운 기억의 내용을 바꾸어 놓

기도 하고, 기억을 새롭게 하는 데 방해가 되기도 한다. 또한 누구라도 희미해져 가는 기억들이 있을 것이고, 이런 기억들을 더듬어서 말하게 될 때 대강의 내용이 되기도 한다. 어쩔 수 없는 현상이다.

• 인식작용 : 뇌의 인식작용 중 어떤 부분은 늙어가면서 그 기능이 떨어지게 된다. 늙은 사람들은 숫자나 계산에 관한 한 젊은 사람을 도저히 따라가지 못할 정도로 떨어진다. 정확도에 대한 문제가 아니라 속도에 대한 문제인 것이다.

복잡한 내용의 이론에 대한 논쟁에서도 늙은 사람들은 젊은 사람들의 인식작용을 따라가기 힘들게 된다. 특히 늙어가면서 특별한 공부를 하지 않을 경우에는 생각의 범위가 좁아지게 되므로 익숙하지 않은 제목에 대해서는 금방 흥미를 잃게 된다.

특히 산수, 물리학 등과 같이 숫자가 많이 나오는 학문에 대한 새로운 내용을 이해하기란 여간 어려운 것이 아니다. 복잡한 생각이 싫어지는 것이다. 늙은 사람들은 젊은 사람들과 비교해 볼 때 기억력과 새로운 사실에 대한 처리가 많이 기울어져 있음을 알게 된다. 노년층을 대상으로 강의를 하게 될 때는 강의 속도를 줄이고 그 내용도 간편하게 꾸며야 한다. 바둑과 같이 두뇌를 써야 하는 경기도 나이가 들수록 젊은 기사와는 도저히 상대가 안 된다.

젊었을 때에는 생활습성이 다르고 다른 사회계층에 속해 있더라도 다른 사람들과 별로 큰 어려움이 없는 대화를 진행할 수 있다. 그러나 노인이 되면 일생 동안의 다른 생활습성과 다른 사회계층에 속해 있던 기간이 길게 된 결과, 새롭게 대하는 사람들과의 대화진행이 어렵게 될 수 있다. 이 경우는 인식작용에 어떤 틀이 생겼기 때문에 생기는 현상이다. 노인들에게는 우회적인 대화나 강의보다는 직설적인 대화나 강의가 더 잘 전달된다. 이 역시 인식작용의 한계 때문에 생기는 현상이라고 볼 수 있다.

늙어가면서 인식작용에 차이가 나는 이유는 일생에 걸친 환경 및 직업으로부터 오는 영향, 생각의 범위, 일반 건강, 특히 심장과 폐 기능 및 두뇌 건강의 정도, 평생에 걸친 교육 정도 때문이다.

- 지혜 : 지혜와 기억은 다른 것이다. 기억은 오히려 경험에 가깝다. 경험이 있다고 해서 반드시 지혜롭게 되는 것은 아니다. 늙어가면서 많은 경험을 얻게 된다고 해서 그 경험이 반드시 지혜로 연결된다고는 볼 수 없는 것이다. 얻은 경험

으로 오히려 더 열악하게 되는 경우도 있게 된다. 죠지 베일란트(George Vaillant)는 지혜를 다음과 같이 정의했다.

- 지혜란 풍부한 경험이 내면의 본인과 인격화되는 과정을 거치게 되고, 다른 사람에게는 이해로서 전달할 때
- 지혜란 순간적인 판단을 하지 않고, 한 발자국 뒤로 물러나 전체를 볼 수 있는 안목이 있음을 의미한다.
- 이해를 통해서 사랑과 정의를 동시에 달성하는 태도이다.
- 지혜란 비록 확실하지 않은 상태일지라도 역설과 아이러니로 알고 이를 참고 견딜 수 있어야 한다.
- 아무런 꺼림칙함 없이 사랑과 인식을 동시에 품어야 한다.
- 편견 없는 자신을 구축할 수 있어야 한다.
- 다른 사람들이 말하는 것을 들어 줄 수 있는 아량이 있어야 한다.
- 넓은 안목으로 인생이라는 큰 문맥(Context) 속에서 다르게 보이는 것들에 대하여도 이해를 할 줄 알아야 한다.
- 주변에 대하여 세밀한 관찰과 주의를 기울이는 자세가 있어야 한다.
- 모든 것은 우주와 연결되어 있음을 인식해야 한다.

지혜에 대하여 말하라고 하면, 모든 사람들이 한 마디씩은 다 할 수 있을 것이다. 지혜에는 수많은 얼굴이 있기 때문이다. 한 사람의 지혜로운 모습이 다른 사람의 지혜로운 모습과는 많이 다를 수 있다. 극히 정상적인 현상이라고 할 수 있다.

따라서 모든 사람은 늙어가면서 나이에 따른 다른 모습의 지혜를 보여줄 수 있게 된다. 늙어간다는 것은 시간을 연장시키는 작업과 과정이 아니다. 태어나고 자라면서 성숙하고 자리 잡고 늙어가면서 죽는 것은 인생의 과정이고 모든 사람들이 걸어가는 길인 것이다. 그 길을 걸어가지만 지혜롭게도 될 수 있고 설익은 모습으로 늙어갈 수도 있다.

깨닫는 인생은 지혜의 인생이고 멋이 깃든 인생이다. 그렇다면 늙어갈수록 지혜롭게 된다는 말인가? 언뜻 생각하면 그럴 듯한 전제가 된다고 보인다. 그러나 반드시 그런 것은 아니다. 아직 젊으면서 지혜로운 사람들도 얼마든지 있는 반면에 늙어가면서 점점 더 추해지는 사람들도 많이 있다. 가장 좋은 예로는 구약성경에 나오는 솔로몬 왕을 들 수 있다. 젊었을 때 그의 지혜를 보고 수많은 사람들이 그를 칭송했지만 나이를 먹어갈수록 솔로몬은 추한 모습으로 변하게 된다. 실제로 인류 역사상 세종대왕, 마틴 루터 킹, 간디, 링컨, 케네디, 톨스토이 등과 같이 30~50대에 지혜를 발휘한 사람들이 많이 있다.

그렇다면 늙어가면서 지혜롭게 되는 길이 있다면 어떤 길일까? 그런 길이 있더라도 꼭 어느 한 길은 아닐 것이다. 그러나 다음과 같은 지혜의 속성은 보여주어야 한다고 여겨진다. 성숙, 남에 대한 이해심, 소속감, 예리한 관찰, 투철한 역사관, 수준 이상의 기억력과 지식을 갖춘 사람들이 아닐까 생각해 본다.

그러나 평소에 지혜로운 사람들이라면 노인들을 연상하게 된다. 앞에 언급된 지혜로운 사람들에 대한 일반적인 인상은 노인상이다. 왜 그럴까? 인간의 총체적인 무의식 속에 박혀 있는 노인상은 지혜로운 모습이기 때문일 것이다. 고향집 하면 아버지보다는 어머니가 생각나는 것과 비슷하지 않을까? 한 가지 확실한 것은 늙어가면서 지혜롭게 되려면 많은 노력을 해야만 가능하게 된다는 것이다. 지혜는 저절로 얻는 것은 아니기 때문이다.

그러나 지혜의 속성 중에는 시간이 지나면 과일이 익어서 떨어지듯이, 성숙의 기간이 있어야 되는 면도 있을 것이다. 하여튼 상당히 심오한 제목이고 많은 생각을 하게 만들어 주는 제목임에 틀림없다. 지혜롭게 늙어가는 사람이 많은 세상이라야 살기 좋은 세상이지 고집스러운 노인들이 점점 늘어나는 세상은 정말로 견디기 힘든 세상이 될 것이다.

05

나이 들수록 기억력이 떨어지는 이유

65세가 되면 20세 때의 예민한 두뇌는 아닐 것이다.

노화가 진행되면서 단기기억(차를 어디에 주차했는지)이라든지, 새로운 지식을 내 것으로 만드는 데 걸리는 시간이 전과 같지 않음을 알게 된다. 실제로 기억력은 20세부터 점진적으로 저하되기 시작하다가 중년이나 노년이 되면 그 속도가 점점 빨라지게 된다. 그러나 사고능력(인식능력)은 비교적 별 변화를 나타내지 않는 것이 보통이다.

치매에서는 인식 능력을 잃게 되지만 정상적인 노화에서는 약간의 감퇴는 되지만 별다른 큰 문제를 야기하지는 않는다. 그러나 기억과 인식능력은 사람에 따라서 큰 차이가 난다. 새로운 지식을 배워서 내 것으로 만드는 학습능력은 확실히 젊은 사람들이 늙은 사람들에 비해 좋은 편이다. 예를 들어 20세와 75세 된 사람들에게 여러 단어를 준 후 이를 기억해보라는 주문을 할 때 20세에 비하여 75세 된 사람의 속도가 현저하게 떨어짐을 볼 수 있게 된다. 그런데 75세 된 사람에게 충분한 시간을 주고 반복해서 연습을 하면서 기억하라고 하면 기억에 별문제가 없게 된다. 즉 노인들의 늦어지는 속도는 충분한 반복으로 얼마든지 메울 수 있다는 말이다.

노인들은 입력되어 있는 정보를 다시 기억해내는 데 시간이 걸린다. 잘 알고 있는 사람의 이름이나 전화번호 등을 기억해내는데 젊었을 때와는 달리 시간이 걸리는 것이다. 기억이 아주 없어진 것이 아니고, 다른 사람이 말해주면 쉽게 확인할 수 있게 된다.

이와는 다른 문제로 노인들은 두 가지를 동시에 할 수 있는 능력이 떨어진다. 이는 알츠하이머병 환자로부터도 볼 수 있는 현상이다. 다른 점이 있다면 알츠하이머병 환자는 점점 더 심해지는 반면에 정상적으로 늙어가는 사람은 단순히 두 가지를 동시에 수행할 수 있는 두뇌의 능력이 떨어짐으로써 이에 대한 대비를 하면 된다는 차이점을 갖고 있다.

　어휘와 일반적인 지식이 늘어나는 것은 노화와 상관이 없고, 노력에 따라서는 점점 향상될 수도 있다. 이런 면으로 볼 때 노력하는 사람들에게는 노화와 지혜가 같이 간다고 볼 수 있다.

　기억과 정신 기능에는 나이는 물론 사람에 따라서 큰 차이가 난다. 늙어간다고 모든 사람들의 기억과 정신 기능이 떨어지는 것은 아니다. 가끔 70~80대, 심지어는 90대의 노인들로부터 놀랄 만한 기억력과 정신 기능을 보게 된다. 이는 평소부터 많은 노력 끝에 얻게 되는 재산이지 저절로 얻어지는 것은 아니다.

- 적응하는 두뇌 : 예전에는 뇌세포가 죽게 됨으로써 노화로부터 초래되는 뇌기능의 저하를 막을 수 없다고 보았다. 몸의 다른 세포들과는 달리 뇌세포는 복사가 안 된다. 또한 뇌세포는 나이를 먹어감에 따라 정상적으로 죽어간다. 뇌세포가 정상적으로 죽기 때문에 기억력에 문제가 생긴다는 것이었다. 그러나 노화에 따라서 죽는 뇌세포의 숫자가 그렇게 많지는 않다는 것이 최근 들어 밝혀지고 있는 사실이다.

　따라서 노화에 따른 기억력 저하는 죽은 뇌세포 때문이

아니고 뇌세포 사이의 연접에 문제가 발생하기 때문이라는 새로운 사실이 밝혀지고 있다. 이렇게 되는 이유 중의 하나는 일부 뇌세포의 크기가 줄어들기 때문이라는 것이다. 더 나아가 노화로 인한 뇌세포 사이의 연결이 끊어지게 되면서 기억에 문제가 생기게 되는 것이다.

뇌세포들은 연접이라고 하는 접점에서 서로 연결되어 있다. 신경전달물질이 있어야 연접에서 뇌세포 간에 연결과 소통이 이루어지게 된다. 그런데 뇌세포가 줄어들면서 신경전달물질의 기능이 떨어지게 된다. 뇌세포가 줄어드는 것은 뇌의 어느 한 부분에서만 일어나는 현상이 아니고 뇌 전체에서 일어난다. 여기에는 기억을 관장하는 해마는 물론 두뇌 피질도 해당된다.

뇌세포가 죽어서 없어지면 다시 환원시킬 수 없게 되지만, 뇌세포의 크기가 줄어들기 때문에 발생하게 된 문제들은 다시 소생할 가능성이 있다. 이를 뇌세포의 가소성이라고 한다. 즉 뇌세포는 적응할 수 있고, 필요에 따라서 변할 수 있는 능력을 갖고 있는 것이다. 연접에 문제가 생겼다면 새로운 연접이 생길 수도 있게 되면서 새로운 뇌 기능을 기대해도 될 정도로 뇌의 가소성은 생각하는 것보다 훨씬 더 큰 능력을 갖고 있다는 것이다.

뇌세포는 새로운 자극에 대하여 새로운 연접이 생기면서 새 정보를 간직할 수 있다. 따라서 독서, 수수께끼 풀기 또는 토론 그룹 참여 등을 통하여 지속적으로 뇌세포에 자극을 주게 되면 정신 기능 능력이 향상될 수 있게 된다.

• 기억 훈련 : 두뇌는 평생 동안 적응할 수 있으며 새로운 연접을 통하여 새로운 사실과 함께 기억을 늘려갈 수 있다. 이에 맞추어 기억력을 올려준다는 여러 가지의 상품들이 선보이고 있으나 이들의 효과에 대해서는 주의해야 할 것이다. 특히 하이테크를 이용한 비싼 프로그램보다는 가장 기본적인 방법으로 기억력 증진에 임하는 것이 좋다. 여기에는 특별한 경비가 들어가지 않는다.

일반적으로 기억은 다음의 세 가지 단계를 거치게 된다. 정보획득, 보관 및 회복이다. 많은 경우에 기억을 더듬어낼 수 없는 이유는 정보획득 단계가 소홀했을 가능성이 많다. 이 단계에서 가장 중요한 것은 집중과 반복이다. 주차장 어디에 차를 주차했는지 집중적으로 또는 반복적으로 연습해 놓는다면 이를 다시 회복하는 데 별 문제가 없게 될 것이다. 아니면 수첩에 적어 놓는 습관을 갖는 것도 중요하다.

기억해야 할 사항에 어떤 의미가 있을 때에는 기억하는

데 별 어려움을 겪지 않는 것이 보통이다. 결혼기념일이라든지, 부모님 기일 등의 날짜는 다른 날과 비교해 볼 때 특별한 뜻을 지니고 있다. 어떤 날짜를 기억해야 할 때에는 이런 뜻 있는 날짜와 연관시키는 방법이 있다.

또 다른 방법으로는 기억해야 할 사항들에 대한 어떤 연관을 찾아보는 것이다. 예를 들어 자동차 열쇠는 항상 출입문 근처에 있는 탁상 위에 놓는다든지, 복용해야 할 약이 있다면 약통을 구입해서 순서대로 보관하는 방법 등이다. 가장 손쉬운 방법은 수첩에 기록해 놓는 방법이 널리 추천되고 있다.

심각한 질병을 앓게 되는 경우에도 기억에 문제가 발생한다. 여기에 피로감, 우울증, 불안증 비타민 B_{12}와 같은 특정한 영양부족, 갑상선 기능장애 및 빈혈을 갖고 있을 때에도 마찬가지로 기억장애가 올 수 있다.

항히스타민제, 신경안정제, 수면제, 진통제 등과 같은 약들도 기억장애를 초래할 수 있다. 이런 문제들은 근본적인 접근을 통하여 튼튼한 몸과 마음을 갖게 되면서 고칠 수 있다.

핵.심.체.크!

기억력을 증진시킬 수 있는 방법들

1. **반복** : 간단한 방법으로 반복적인 연습을 한다. 소리를 내거나 조용한 방법으로 반복연습을 한다.
2. **연습** : 반복과 마찬가지로 각자에게 맞는 기억증진 방법에 대한 연습을 한다.
3. **연결** : 사람 이름이나 장소를 잘 알고 있는 것과 연결시킨다. 예로, 백씨 성을 갖고 있다면 백두산과 연결 지어 본다.
4. **묘사** : 시각적인 묘사를 시도해 본다. 강아지나 강물에 나오는 강이라는 글자와 묘사됨을 찾아본다.
5. **이야기** : 이야기 속에 단어를 묻어 놓는다. 예로, 아랫동네 우물가에 속한 내용이다.
6. **영화** : 좋아하는 영화의 한 장면과 연결 지어 놓는 방법이다.
7. **시각적 연결** : 밭농사에 필요한 연장을 상상해보면서 연결 짓는 방법이다.

06

혹시 나도?
치매나 인식장애 알아보는
쉬운(SWEET) 16 테스트

노인들이 인식기능을 잃게 되면 삶의 질이 떨어지면서 건강에 악영향을 끼치게 된다. 치매나 인식장애를 앓고 있는 사람들에 대한 사회적인 부담이 점점 늘어나고 있지만 이에 대한 인식은 현실을 따라가지 못하고 있는 실정이다.

그래서 간단하면서 알기 쉬운 인식기능에 대한 테스트의 필요성이 점점 높아지고 있다. 그 결과에 따라서 치매나 인식기능 저하에 대한 대처나 예방이 가능하면서 삶의 질을 유지하는 데 도움이 될 것이다.

세계적으로 가장 많이 쓰여지는 MMSE(Mini-Mental State Examination)가 있다. 그러나 이 테스트는 상한선에 제한이 있으며, 특히 낮은 IQ, 전두엽에 온 장애 및 섬망 등을 갖고 있는 사람들에게는 그 결과에 혼란을 줄 수 있다는 약점이 있다. 게다가 MMSE는 판권을 따로 갖고 있어 이의 사용에 비용을 지불해야 하는 것도 부담이 된다.

사정이 이렇다 보니 손쉽고 쉽게 사용할 수 있는 치매 및 인식기능 저하에 대한 새로운 테스트가 있어야 할 필요성이 대두되었다. 그리하여 MMSE와 맞먹을 수 있는 새로운 인식기능에 대한 테스트가 만들어지게 되었다. 그 결과로 등장한 것이 '쉬운 16(Sweet 16) 테스트'이다.

MMSE와 비교해 볼 때 최소한 대등하거나 보다 나은 결과를 얻게 되었다고 보여진다. '쉬운 16 테스트'는 한 사람의 기억력에 대한 내용이 포함되어 있을 뿐 아니라 인식기능(Cognitive) 및 실행기능(Executive Function)까지도 알아보면서 전체적인 기억 능력에 대한 내용을 체크해볼 수 있다. 테스트에서 3가지에 대한 기억내용은 여기에서만 쓰이는 것이 아니고 치매나 인식기능을 알아보기 위한 다른 인식기능 테스트에서도 널리 쓰이는 방법이다. 숫자에 대한 테스트는 지속적인 인식능력뿐 아니라 지속력에 대해 알아보는 방법으로 작업기억 능력에 대해 알아볼 수 있다.

실전! 쉬운 16(sweet 16)테스트로 간단한 인식기능 테스트

다른 인식기능 테스트에 걸리는 시간에 비하여 '쉬운 16 테스트'는 전체 시간이 2~3분이면 충분하다는 편리한 점도 장점이다. 총점에서 14점 이하를 받은 사람은 좀 더 자세하고 전문적인 검사를 받아 치매 여부에 대해 알아보는 것이 좋다.

이 테스트는 모두 16개의 질문으로 되어 있는데 그 내용은 다음과 같다.
- 1~8번은 시간과 장소에 대한 개념이다.
- 9~11번은 등록하는 의미이다.
- 12~13번은 주의력 집중을 요하는 내용이다.
- 14~16번은 단기간 기억력을 알아보는 내용으로 되어 있다. 다음과 같다.

1. 금년은 몇 연도인가?	_____ 1점
2. 오늘은 며칠인가?	_____ 1점
3. 오늘은 무슨 요일인가?	_____ 1점
4. 무슨 달인가?	_____ 1점
5. 어디에 사는가?	_____ 1첨
6. 어느 시(군)에 사는가?	_____ 1점
7. 어느 주(도)에 사는가?	_____ 1점

8. 몇 층(어떤 방)에 사는가?　　　　　　　　_____ 1점

9~11. 3가지에 대하여 말할 것인데 따라하면서 기억하도록 하세요. 왜냐하면 얼마 있다가 다시 물어볼 것입니다. 사과, 책상, 동전입니다. 맑고 또렷한 발음으로 천천히 말해주어야 합니다(4번까지 반복해서 물어보더라도 점수를 주는 것은 첫 번째의 것만 해당됩니다).

　　　　　　　　　　　　　　사과 _____ 1점
　　　　　　　　　　　　　　책상 _____ 1점
　　　　　　　　　　　　　　동전 _____ 1점

12~13. 내가 몇 개의 숫자를 말하겠습니다. 따라해 보세요(천천히 말해준다).

　　　　　　　　　　　　2 - 4 - 9 _____ 0점
　　　　　　　　　　　8 - 5 - 7 - 9 _____ 0점

자! 다음에는 다른 숫자들을 말하겠습니다. 그러나 그냥 따라하시지 말고 받으신 숫자를 역으로 말씀해주세요. 예로, 7-1-9의 반대는 무엇일까요?(틀리면 단 한 번만 더 말해주세요. 숫자 하나에 1초가량의 시간을 주세요).

　　　　　　　　　4 - 1 - 5 __-__-__ _____ 1점
　　　　　　　3 - 2 - 7 - 9 __-__-__-__ _____ 1점

14~16번. 자! 아까 들었던 세 가지가 무엇이었습니까?

사과 _____ 1점

책상 _____ 1점

동전 _____ 1점

합계 _____ /16

(출처 : Archives of Internal Medicine, March 14, 2011)

CHAPTER
3

인류의 재앙
알츠하이머병의 정체

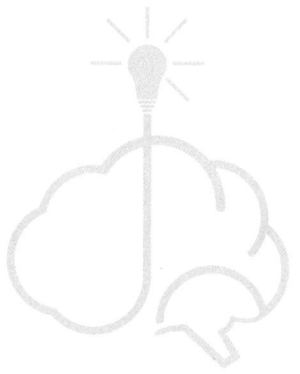

인구의 노령화와 함께 늘어나는 병 중의 하나가 알츠하이머병이다. 사람들은 늙어가면서 점진적으로 단기 기억력 감퇴와 함께 다른 정신기능이 떨어지게 된다. 그러나 사람에 따라서는 정상적인 감퇴의 차원을 넘어 더 심각한 기억력 저하와 다른 정신기능의 감퇴를 겪게 된다. 생각, 학습, 기억 및 인식 기능에 문제가 생기는 것이다. 이것이 심해지면 치매로 발전하게 된다.

알츠하이머병에 대하여는 현재로서는 조기에 이 병을 발견하여 더 이상의 진전을 막아주는 것밖에는 별다른 방법이 없다. 다만 진단 기술은 꾸준히 발전하고 있다. 예전과 달리 새롭게 개발되는 방법으로 알츠하이머병에 대한 조기 진단은 얼마든지 가능하게 될 것으로 보인다.

혈액검사, 영상검사 및 다른 진단방법 등이 동원되고 있다. 그것은 알츠하이머병의 치료에도 청신호가 되고 있다. 뇌 조직이 회복 불가능한 상태로 되기 전에 조기 발견을 하게 되면 병의 진전을 막아줄 수 있기 때문이다. 앞으로 좀 더 효과적인 치료방법들도 계속 발표될 것이며, 새롭게 개발 중인 치료약에 대한 평가도 한창 진행 중에 있다.

이러한 알츠하이머병은 예방이 우선이다. 유전적인 배경도 중요하지만 당뇨병, 고지혈증, 우울증, 흡연, 고혈압 및 비만증과 같은 환경적인 요소들도 중요하게 작용한다.

또 다른 연구조사 결과는 운동, 정신 자극 및 활발한 사회생활이 뇌의 기능을 보존하는 데 중요하게 작용함을 보여주고 있다. 과학자들이 알츠하이머병에 대한 효과적인 치료약을 만들기 전까지는 활발한 신체활동, 사회활동 및 두뇌활동에 집중할 필요가 있다. 사교춤을 추거나 새로운 공부를 하면서 노후를 보내면 좀 더 활발한 두뇌활동을 갖게 될 것이다.

01

알츠하이머병이란 무엇인가?

알츠하이머병은 모든 치매 중에서 가장 흔한 병이다.

현재 모든 치매의 60% 이상이 알츠하이머병이라고 본다. 이 병은 진행형이면서 기억상실과 다른 정신기능의 문제 발생으로 인식기능, 언어능력, 이상 행동으로 인하여 일상생활을 영위하는 데 어려움을 겪게 된다. 이 밖에도 성격 변화, 기분의 두드러진 변화, 활동수준 및 주변환경에 대한 인식기능 저하 등으로 이어지게 된다. 또한 자신을 돌볼 수 있는 기능이 없어지면서 요리, 집안일 하기, 재정 관리 등을 제대로 처리하지 못하게 된다. 이런 변화가 처음에는 서서히 오다가 점점 더 심해지면서 알츠하이머병을 앓고 있는 사람들은 스스로 자신을 돌볼 수 없게 된다.

알츠하이머병에 대한 가장 큰 위험요소는 노화 그 자체이다. 여자들이 남자들에 비하여 이 병에 더 많이 걸리게 되는데 그 주된 이유는 여자들이 남자들에 비하여 더 오래 살기 때문일 것이다.

대부분의 경우에 65세가 지나면서 알츠하이머병에 걸리게 되는데, 가끔은 30대 젊은 사람들에게 발생하기도 한다. 아직 이 병에 대한 정확한 원인은 규명되어 있지 않다. 그러나 끈적거리는 물질인 아밀로이드라는 물질이 기억중추에 엉키게 되기 때문이라는 것까지는 밝혀진 사실이다. 그 결과 뇌세포가 죽게 되면서 영구적인 기억, 사고 및 행동에 문제가 발생하는 것이다. 아밀로이드 반(斑, Plaque) 이외에도 뇌세포에 염증과 산화 손상이 생겨도 알츠하이머병이 생길 수 있는 것으로 알려져 있다.

이러한 알츠하이머병 이외의 원인으로도 치매는 올 수 있다. 혈관성 치매는 작은 뇌졸중이 여러 번 오게 되면서 오는 치매이고, 파킨슨병, 알코올 중독증, AIDS 등 여러 종류의 치매를 볼 수 있다.

알츠하이머병을 앓고 있었던 사람들에 대한 부검에서

25~50%는 뇌졸중이 와 있었던 것으로 밝혀졌다. 이는 알츠하이머병을 앓고 있던 사람들이 뇌졸중을 같이 앓게 되거나 아니면 그 반대 현상으로도 볼 수 있다. 그렇다고 모든 뇌졸중 환자가 치매로 발전하는 것은 아니다.

- 알츠하이머병으로 온 뇌의 변화 : 아밀로이드 반과 신경 섬유 덩어리는 알츠하이머병의 특징이라고 할 수 있다. 이 두 가지가 다 같이 있기도 하지만 어떤 반응이 먼저 왔고, 또한 먼저 온 반응이 두 번째 반응을 유도하는지 여부에 대해서는 아직 밝혀지지 않았고, 이 둘과 알츠하이머병과의 관계에 대해서도 정확하게 알고 있지는 못하다.

아밀로이드 반은 베타-아밀로이드라는 물질로부터 유래된다. 베타-아밀로이드는 아밀로이드 전구 단백질(APP)이라고 하는 커다란 단백질의 한 부분이다. APP는 뇌세포의 성장과 유지를 돕는 것으로 보인다. APP는 신경 경로의 발달을 자극한다. 건강한 신경 경로는 뇌가 그 기능을 발휘하는 데 필수다. 이런 APP가 어떤 이유에서인지 잘라지면서 베타-아밀로이드로 되면서 알츠하이머병으로 발전하는 데 작용하게 된다. 과학자들은 APP를 자르는 효소를 발견한 바 있다.

신경섬유 덩어리는 뇌세포 안에 있는 두터운 단백질로 타우단백질이라 하는데 이것이 다른 세포들에 상해를 입힌다. 정상적으로 타우단백질은 이로운 기능을 갖고 있다. 그러나 알츠하이머병 환자들의 타우단백질은 화학적인 변화를 일으키게 되면서 비정상적으로 되어버린다. 이렇게 변한 타우단백질은 뇌세포를 감싸 안으면서 뇌세포의 기능을 억제시키거나 죽게 만든다.

• 가벼운 인식장애(Mild Cognitive Impairment=MCI) 란? : 어떤 노인들은 기억, 언어 및 다른 정신 기능에서 같은 또래에 비하여 좀 더 심한 장애를 보이기는 하지만, 치매라는 기준에는 맞지 않는 경우가 있다. 이를 두고 가벼운 인식장애(MCI)라고 부른다. 기억과 인식장애는 갖고 있지만 일상생활을 살아가는 데에는 아무런 문제가 없다. 이들을 상대로 테스트를 해보면 MCI를 갖고 있는 사람들은 방금 읽은 문장의 구절이나 간단한 그림의 내용에 대해 같은 나이에 정상적으로 저하되는 기억과 인식 능력을 갖고 있는 사람들에 비해 조금 더 심하게 저하되는 경향을 보인다.

가벼운 인식장애(MCI)는 다 그런 것은 아니지만 정상적으로 늙어가면서 기억과 인식 기능이 떨어지는 사람들과 알츠하이머병 환자 중간 어디에 놓여 있는 것으로 간주된다. 현재 이에 대한 활발한 연구조사가 진행 중이다. 연구 과제는 MCI의 어떤 특징이 알츠하이머병으로 진전되는 데 영향을 끼치는지에 대한 내용이다. 또한 치료를 통하여 어떻게 MCI로부터 치매로 가는 길을 막아서 예방 차원의 효과를 볼 수 있을 것인지, 아니면 최소한 그 과정을 늦출 수 있는지에 대하여 알아보고 있는 중이다.

02

알츠하이머병을 일으키는 위험요소들

누가 알츠하이머병에 걸릴 것인지에 대한 정확한 예보는 할 수 없다. 왜냐하면 어떤 한두 가지의 요소가 아니고, 여러 요소들이 상호 작용하면서 연쇄반응이 이 병을 일으키는 것으로 이해되고 있기 때문이다.

그러나 어떤 위험요소들이 알츠하이머병을 더 일으킬 수 있는지에 대해서는 많이 알려지고 있다.

고칠 수 없는 요소들

나이나 유전과 같은 요소들에 대하여는 어찌해볼 도리가 없다.

- 나이 : 알츠하이머병에 대한 가장 심각한 발병요소는 나이이다. 60세 이상부터는 이 병에 대한 발병률이 올라가기 시작하다가 85세가 되면 급격히 올라간다.

- 유전 : 상당히 복잡한 유전적인 배경을 갖고 있다. 부모나 조부모들 중 누가 알츠하이머병을 앓은 적이 있었다고 하더라도 그 자손들이 반드시 이 병에 걸리는 것은 아니다. 조기에 발병하는 경우와 알츠하이머병이 늦게 발병하는 경우가 있는데, 유전으로부터의 영향이 다르게 작용한다. 조기 발병인 경우는 거의 틀림없이 유전적인 배경이라고 보면 된다. 전체 알츠하이머병 환자들의 1% 이내이다. 현재까지 알려진 바로는 3개의 유전인자에 결함이 있을 때 알츠하이머병으로 발전하게 되는데 그중 하나의 유전인자에 결함이 있는 경우 30~60세 사이에 발병하면서 자손들에게 전달될 확률은 50%나 된다.
다른 유전질환으로 다운증후군이 있다. 이 병은 유전인자

21번이 셋으로 되면서 발생하는 병인데 APP(아밀로이드 전구 단백질)가 바로 21번 유전인자에 위치하고 있으므로 알츠하이머병으로 발전하게 된다. 다운증후군을 갖고 있다고 모든 사람이 알츠하이머병으로 발전하지는 않지만 이들로부터 알츠하이머병의 특징인 아밀로이드 반을 발견할 수 있다.

65세 이후에 알츠하이머병이 발생하는 경우는 대부분 나이 그 자체가 원인이 되어 아밀로이드 반을 형성하면서 발병하게 된다. 그러나 알츠하이머병 가족력을 갖고 있는 경우에는 이 병에 걸릴 확률도 올라가게 된다.

아포프로테인-E(Apo-E2, Apo-E3, Apo-E4의 아형이 있음) 유전인자가 있는데, 이 중 Apo-E4를 갖고 있는 경우에는 알츠하이머병에 걸릴 가능성이 올라가게 된다. 물론 Apo-E4 유전인자를 갖고 있다고 모든 경우에 알츠하이머병으로 발전하는 것은 아니다. 학자들 중에는 Apo-E2는 오히려 알츠하이머병의 위험률을 떨어뜨려 줌과 동시에 Apo-E3는 아무런 영향을 끼치지 않는다고 주장하고 있다.

아포프로테인-E는 우리 몸에서 지방질을 분해하는 일에 참여하면서 심장병 발생에 영향을 주는 것으로 되어 있다. 그러나 이 유전인자가 알츠하이머병 발생에 정확히 어떻게 작용하는지에 대해서는 잘 알려지지 않고 있다.

그러나 Apo-E4 유전인자를 갖고 있는 사람들은 알츠하이머병으로 될 가능성이 50%나 되는 반면에 이 유전인자가 없는 정상적인 사람들에서는 25%가 알츠하이머병으로 발전하게 된다. 그러나 Apo-E4 유전인자를 양쪽 부모로부터 다 받은 경우에는 알츠하이머병으로 발전하는 데 더 큰 위험을 갖게 된다.

다른 요소들

당뇨병, 고지혈증, 우울증은 고칠 수 있는 요소들이다. 그러나 이 이외에도 수많은 요소들을 생각할 수 있다. 알츠하이머병은 하나의 정착된 병이기보다는 아직도 알아내야 할 부분이 많은 병이라고 보면 된다. 이에 대하여 많은 연구가 이루어지고 있는 중이다. 따라서 현재까지 잘 알려진 위험요소들에 대해서만 알아보기로 한다.

이런 요소들이 직접적으로 알츠하이머병의 원인이 되기보다는 뇌가 스스로 건강해지려는 능력을 떨어뜨리게 되면서 알츠하이머병으로 발전하는 것으로 여겨지고 있다. 실제로 알츠하이머병을 앓고 있는 사람들은 다른 치매를 같이 갖고 있는 경우가 많이 있다. 즉 알츠하이머병과 혈관성 치매를 같이 갖고 있다는 것은 다른 요소들이 치매 전반에 끼치는 영향이 클 수 있음을 말해주고 있는 것이다.

- 당뇨병 : 성인 당뇨병은 알츠하이머병은 물론 혈관성 치매나 가벼운 인식장애의 원인으로도 작용한다. 가벼운 인식장애가 알츠하이머병으로 가는 단계에 있는 병이기도 하지만 성인 당뇨병이 이 과정을 촉진시키기도 한다. 신진대사증후군도 알츠하이머병 위험요소로 작용하는데 특히 고혈압을 같이 갖고 있는 경우에는 더 그렇다.

어떻게 당뇨병이 알츠하이머병과 상관관계를 갖고 있는지에 대해서 정확하게 알려진 바는 없다. 그러나 다음과 같은 추측은 가능하다. 성인 당뇨병인 경우에 대부분 정상보다 높은 인슐린과 포도당을 나타낸다. 특히 높은 인슐린은 염증과 산화 스트레스를 증가시키고 베타-아밀로이드의 수준을 올려주면서 알츠하이머병의 위험요소로 작용하게 된다. 결론적으로 말해 당뇨병과 알츠하이머병 사이의 상관관계는 확실하므로 혈당조절을 잘 하면서 알츠하이머병으로의 발전을 막아야 할 것이다.

- 높은 콜레스테롤 : 중년에 높은 콜레스테롤치를 갖고 있으면 나중에 알츠하이머병에 걸릴 확률이 높아지게 된다. 대체적으로 높은 콜레스테롤은 알츠하이머병뿐 아니라 혈관성 치매에도 나쁘게 작용한다. 콜레스테롤을 낮춰주는 약인 스타틴이 알츠하이머병에 얼마나 좋은지에 대하여는 좀 더 알아보아야 한다.

- 우울증 : 노인에게 생기는 우울증은 알츠하이머병으로 발전하는 위험요소로 작용한다. 그러나 이에 대하여는 앞으로 좀 더 깊은 연구조사가 있어야 할 것이다.

- 비만증 : 중년의 비만증이 노년의 알츠하이머병으로 될 수 있음이 관찰되고 있다. 특히 복부비만이 더 위험하여 정상체중인 사람들에 비하여 3.6배나 더 높게 알츠하이머병으로 발전하게 된다는 것이다.

03

혹시 나도?
알츠하이머병의 위험신호 10가지

알츠하이머병의 시작은 증상이 나타나기 훨씬 전부터 시작된다. 아밀로이드 반과 신경섬유 덩어리가 생기기 시작하면서 뇌에 충분한 손상을 끼치기까지는 시간이 걸린다. 조기 진단이 쉬운 것은 아니지만 가능하다면 조기에 발견하는 것이 지금으로선 최선이다. 조기 진단을 내릴 수 있다면 이 병의 진행을 느리게 할 수 있기 때문이다.

혹시 나도? 걱정된다면 알츠하이머병의 위험신호 10가지를 꼭 기억해두자.

1. 기억장애가 일상생활에 지장을 주게 될 때 : 알츠하이머 병의 특징 중의 하나는 최근의 기억을 제대로 못 한다는 것이다. 날짜와 사람에 대한 기억이 없어 약속을 지키지 못하게 된다.

2. 계획과 문제 해결이 어렵게 된다 : 간단한 숫자에 대한 계산이 어렵게 되고, 청구서 지불을 잊거나 일상적으로 하던 요리방법을 잊는다.

3. 항상 해오던 일상생활로부터 벗어나게 된다 : 집으로 가는 길을 잊거나 운전에 어려움을 겪게 된다.

4. 시간과 장소에 혼란이 온다 : 날짜, 계절 및 시간의 흐름에 둔해진다. 어떻게 왔는지 모르고 현재 있는 장소가 어디인줄 모른다.

5. 이해에 어려움을 겪고, 공간적인 개념이 흐려진다 : 시력에도 문제가 발생할 수 있다. 읽기, 거리계산, 색깔과 명암에 대한 구분이 어려워진다. 거울에 비친 자신을 다른 사람으로 보기도 한다.

6. 새 어휘를 말하고 쓰는 데 어려움이 있다 : 대화를 나누기 어려워진다. 대화 도중에 끊거나 엉뚱한 내용의 대화를 하게 된다. 어휘 사용에도 문제가 생긴다.

7. 둔 물건을 찾지 못하고 온 길을 되돌아가는 데 어려움을

겪는다 : 이상한 곳에 물건을 두거나 물건을 제대로 찾지 못한다.

8. 판단에 문제가 있다 : 판단과 결정에 많은 어려움을 겪게 된다. 돈 처리의 문제로 필요 이상의 상품을 구입하기도 하면서 이상한 판단을 하게 된다.

9. 직장과 사회로부터 멀어진다 : 취미생활, 사회생활, 직장생활은 물론 평소에 좋아하던 운동에도 시들해진다.

10. 기분이 자주 바뀌고 성격에 변화가 온다 : 혼란스러운 모습을 보이면서 의심, 우울 또는 무서워하는 모습을 보여주는 것이 평소와는 다른 모습이다.

04

알츠하이머병이 정신 기능에 어떤 영향을 끼치나?

알츠하이머병은 보통 세 단계로 나눈다.

▶경증 ▶중간 정도 ▶중증이다. 경증 알츠하이머병은 특별한 증상을 보여주지 않으면서 일상생활에서도 최소한의 장애만 일으킨다. 뇌세포가 점점 죽어가면서 연결이 끊어지게 되면 증상이 점점 심해지게 된다. 사람에 따라서 병의 진척이 각각 다르게 나타나므로 모든 사람에게 다 해당되는 증상에 대해서는 기술할 수 없다. 그러나 대부분의 사람에게 기억상실은 알츠하이머병의 최초 증상일 가능성이 높다.

- 기억에 오는 변화 : 알츠하이머병에 걸린 사람들이 최초로 겪게 되는 기억의 문제로 옛날 기억은 제대로 간직하고 있는 반면에 최근의 기억에 대하여는 전과 같지 않게 된다. 그러다가 마침내 식구들이나 가까운 친구들의 이름은 물론 사람 자체를 몰라보게 되면서 옛날 기억도 잃게 된다. 새 기억 형성에도 많은 문제가 있게 된다.

초기 알츠하이머병을 앓고 있는 사람은 기억문제로 일상생활을 제대로 살아가기 어렵게 된다. 예를 들어 시장보기, 요리하기, 돈 문제 및 사람들과의 약속 등에서 많은 어려움을 겪게 된다. 그러다가 중간 정도의 병으로 진행하게 되면서 기억상실이 점점 더 심해지면 생일 등은 기억하지만 가족이나 친구들에 대한 혼란이 오기 시작한다.

이 병이 중증으로 되면 평생 같이 살던 사람 정도만 알아보고 그 이상은 불가능해진다. 설령 가까운 사람을 알아볼 수 있더라도 대화를 나누기에는 어려움이 있게 된다.

- 언어의 어려움 : 언어 능력은 표현과 이해로 나누어진다. 알츠하이머병을 앓고 있는 사람은 언어능력 중 이해보다는 표현 능력이 더 빨리 없어지게 된다. 어휘를 찾지 못해 쩔쩔매게 된다. 예를 들어 시계라는 말이 생각나지 않아서 "그것

있잖아, 시간을 알려주는 것"으로 표현하게 된다. 또한 남편과 아들, 아내와 딸에 대한 언어의 혼란도 보여준다.

초기 단계의 알츠하이머병 환자는 아직도 똑똑한 대화를 나눌 수 있고, 크게 소리 내 읽기도 하면서 이해에도 별 문제가 없고 문장을 쓰는 데에도 별 문제가 없다. 그러다가 병이 진전되면서 그 능력이 서서히 떨어지게 된다. 말기에 들어서면 심한 기억장애로 일상생활에도 도움을 받아야 하지만 언어의 표현과 이해가 어려워진다. 이 시기가 되면 사람에 따라서 큰 차이가 나게 된다. 아직 몇 마디 말을 할 수 있는 사람이 있는가 하면 한 마디 말도 못 하는 경우도 있게 된다.

• 시공에 오는 변화 : 많은 알츠하이머병 환자들은 시각적 확인 능력과 공간에 대한 소재인식에 어려움을 겪게 된다. 시계 그리기 검사(Clock Drawing Test=시각 구성능력을 평가하기 위한 검사)를 실시한다. 이 검사는 환자에게 시계를 그리도록 하는데, 특정한 시간을 그리도록 지시한다. 이 검사는 시각 인식, 공간 인식, 소재 인식 및 계획 등이 포함된 몇 가지의 인식 능력을 알아보는 데 쓰인다. 알츠하이머병을 앓고 있는 대부분의 사람들은 이 검사를 잘 해내지 못한다.

시공 장애는 사람의 얼굴이나 사물의 이름을 알아내는

데 어려움을 겪게 된다. 예를 들어 빗, 칫솔 또는 망치 등 항상 쓰는 물건에 대해서는 모르나 이의 사용법은 제대로 알고 있다. 운전에도 문제가 있게 되면서 차 이곳저곳에 약한 충돌을 의미하는 자국을 남기게 되는데, 다른 차의 크기나 주차 장소의 크기에 대한 판단이 흐려지기 때문에 생기는 현상이다.

• 문제 해결과 판단에 오는 문제 : 일상생활에서 발생하는 사소한 일들에 대한 처리능력이 현저하게 떨어지게 된다. 알츠하이머병을 앓고 있는 사람들은 은행잔고를 제대로 맞추지 못하고, 집에 무슨 일이 발생했을 때 이를 제대로 대처하지 못하는 경우가 많다. 병이 진행되면서 직장이나 일터에서 오랜 세월 동안 해오던 일을 제대로 해내지 못하는 모습을 보이기도 한다. 특히 돈과 관련된 여러 가지 문제에 대한 해결 능력이 급격하게 떨어지게 된다.

사회생활도 전과 같지 않으므로 스스로 물러나면서 창피스러움을 모면하려고 한다. 알츠하이머병이 한창 진행된 경우에는 간단한 일, 예를 든다면 식사를 하고 옷을 입는 것과 같은 가장 기본적인 것들도 도와주어야 한다.

- 기분과 행동의 변화로 오는 문제 : 인식능력에만 문제가 발생하는 것이 아니고, 알츠하이머병 환자는 기분과 행동에서도 이상을 보이게 된다. 사람에 따라서 크게 차이가 나고, 또한 병의 경중과도 상관이 없이 기분과 행동에 이상한 변화가 오게 되지만 항상 그런 것은 아니고 시시때때로 기분과 행동의 변화된 상태를 보여준다.

초기나 중간 정도 진행된 알츠하이머병 환자들은 우울증에 걸릴 수 있다. 대개 중증 우울증 증세는 2주 이상 다음과 같은 증상을 나타낸다.

- 기운이 없다.
- 식욕이 저하되면서 체중이 준다.
- 수면장애가 나타난다.
- 자신감 상실
- 죄의식, 집중장애, 자살에 대한 생각 및 삶의 의욕을 상실하게 된다.

그러나 알츠하이머병 환자들의 우울증은 정통적인 우울증 환자들과는 다른 모습을 보여준다. 진단이 쉽지 않고 겹치는 부분이 있으나 알츠하이머병 환자들의 우울증도 항우울제를 쓰면서 치료를 해야 한다.

경우에 따라서는 화를 잘 내기도 하면서 안절부절못하는

모습을 보여주기도 한다. 상황에 맞지 않게 공격적일 수도 있고, 이 병에 걸리기 전에는 활달하던 성격이 조용해지기도 한다. 그러나 흥분되어 있으면서 문제를 일으키는 경우가 있어 가족들을 힘들게 만들기도 한다. 언어에 문제가 생기면서 환자는 비명을 지르거나 가만히 있지 못하는 모습을 보여주기도 한다. 이 방에서 저 방으로 아무런 목적도 없이 돌아다니기도 한다. 이 밖에도 다음과 같은 문제점들을 보여줄 수 있다.

- 황혼증후군(Sundowning) : 흥분 상태가 황혼의 해가 지면서 더 심해짐을 의미한다. 왜 이런 현상이 일어나는지 알려져 있지 않다. 그러나 해가 지면서 경우에 따라서는 밤새도록 흥분 상태가 지속되는 경우도 있다. 좋은 잠을 잘 수 없게 되고, 그래서 낮에 잠을 자게 된다. 정상인에게 있는 24시간 주기(Circadian)에 문제가 발생했기 때문으로 보인다. 흐린 불빛과 늘어난 그림자로 인한 혼란으로 이어지거나, 아니면 배고픔, 불편함 또는 통증에 대한 다른 표현인지도 모른다.

- 환상과 환각(Delusion and Hallucination) : 환자에 따라서

환상과 환각을 보여주기도 한다. 환상이란 현실과 동떨어진 믿음이며, 환각은 5관을 통한 지각에 이상이 있음을 의미한다. 환상이 환각에 비하여 더 자주 나타난다. 알츠하이머병 환자들은 귀중품은 물론 별로 중요하지 않은 물품에 대한 도난 우려를 하는 경우가 많이 있다. 또한 사망한 가족과 함께 있는 환상에 빠지기도 한다. 이런 경우 조용하게 타이르는 방법을 선택해야 한다.

- 알츠하이머병이 일상생활에 끼치는 영향 : 경증인 경우에는 약간의 도움만 있으면 일상생활을 살아가는 데 별 문제가 없다. 그러나 스케줄, 예약, 경보 등에는 도움을 주어야 한다. 그러다가 기억장애가 더 심해지면서 더 많은 도움을 주게 된다. 간단한 집안일은 본인이 할 수 있을 때까지 계속 할 수 있도록 해주어야 한다.

  돌봄을 해주는 사람들의 세밀한 관찰과 함께 병의 진전을 잘 살펴보아야 한다. 그러나 중증 알츠하이머병 환자가 되면 처음부터 끝까지 돌봐주어야 한다.

  - 사회 활동 : 알츠하이머병이 경증인 경우에는 사회활동에 극적인 변화는 오지 않는다. 취미활동, 단체활동 및

카드놀이 등은 상당한 기간 동안 계속할 수 있다. 그러다가 중증 정도로 병이 진행되면 사회활동을 하는 데 지장을 받게 된다. 그러나 집안에서는 아직도 간단한 집안일들을 수행할 수 있다. 그러나 중증 알츠하이머병으로 발전하게 되면 돌보는 사람에게 의존하는 정도가 점점 깊어지게 된다.

- 개인관리와 몸치장 : 처음에는 옷을 입거나 목욕, 이닦기, 면도, 식사 등에 별 어려움이 없다. 그러나 시간이 지나면서 판단, 계획, 시공판단 등의 기술이 필요한 사항에서는 문제가 발생하기 시작한다. 구두끈을 매거나 벨트를 조이는 것과 같은 행동에서는 도움이 필요하게 된다. 병이 진행되면서 옷은 스스로 입을 수 있을지라도 옷 선택에서는 도움이 필요하게 된다. 이 정도로 병이 진행된 상태에서는 목욕 등 개인관리와 몸치장에서 도움이 있어야 한다. 그러나 중증으로 진행된 병에서는 거의 모든 면에서 도움이 필요하게 된다.

05

알츠하이머병 치료를 둘러싼 오해와 진실

현 시점에서 알츠하이머병에 대한 근본적인 치료 방법은 없다. 그러나 이 병으로부터 오는 증상에 대한 치료 약들은 있다. 더군다나 알츠하이머병에 대한 새로운 치료제들이 속속 개발되고 있어 앞으로 이 병을 치료할 수 있을 가능성에 대한 희망을 갖게 해주고 있다. 몇 가지 약은 FDA에서 승인된 것으로 알츠하이머병의 진행을 늦추게 된다. 이 밖에 우울증, 불안증, 환상 및 흥분에 대한 치료는 따로 마련할 수 있다. 그렇다면 알츠하이머병에 대한 치료 수준, 어디까지 와 있을까?

- 인식 재활(Cognitive Rehabilitation) : 알츠하이머병에 걸리면 다시는 기억력과 인식작용의 개선은 있을 수 없다는 입장이 대부분이다. 그러나 일부의 과학자들은 이런 입장을 거부하면서 인식 재활을 통하여 가볍거나 중간 정도 진행된 알츠하이머병 환자들에게 새로운 정보를 제공하고 기억력을 증진시켜 줄 수 있다고 믿고 있다. 이 기술은 어떻게 중요한 정보를 회상할 수 있으며, 일상생활에 어떤 증진을 가져올 수 있는지를 가르치고 있다.

재활 프로그램은 얼굴-이름 확인 기술, 계획과 약속을 적어놓는 수첩 및 재정 지출 기술의 개선을 도와주는 것 등으로 되어 있다. 결과에 대한 조사 결과 상당히 효과적임이 밝혀지고 있다. 한 연구조사가 보여주는 것은 가벼운 알츠하이머병 환자에게 이 재활 프로그램을 실시하였더니 평균 170%의 인식 재활의 개선이 있었다고 한다.

인식 재활은 전통적으로 뇌졸중이나 뇌 손상을 받은 사람들의 인식 기능과 기억을 증진시키는 데 도움을 주는 방법이었다. 알츠하이머병 환자에게 이 방법을 쓴 지는 별로 오래되지 않았다. 이 방법으로 효과를 보게 되는 초기 알츠하이머병 환자들을 볼 때 이 병이 초기일 때에는 아직도 학습이 가능하므로 인식 재활을 통하여 이 능력을 높이 올려줄 수 있음이 관찰된 것이다.

알츠하이머병 환자들에게 효과를 줄 수 있는 또 하나의 학습 방법으로 몬테소리(Montessori)라는 것이 있다. 이는 어린 학생들을 상대로 한 교육방법인데 이로부터 변형된 방법으로 알츠하이머병 환자들의 기억과 학습에 도움을 줄 수 있다. 이 방법으로 악기연주, 노래, 골프경기 및 다른 활동을 배우게 된다. 여기서 가장 중요한 점은 환자가 어떤 활동에 가장 흥미를 보여주는지를 파악한 다음에 그 분야에 대한 학습을 위주로 해준다는 것이다.

• 행동 증상 치료 : 인식 재활에 이어서 알츠하이머병을 갖고 있는 사람들은 불안, 흥분, 공격성, 무감각, 우울증, 환상 및 환각과 같은 행동 증상에 대한 대책을 세워야 한다. 이에 대한 약물치료는 언제든지 할 수 있지만, 모든 약들이 그렇듯 이에 해당되는 약들은 부작용이 따르게 된다. 따라서 약물 사용 이전에 다른 방법을 써보는 것이 좋을 것이다.

• 비약물 치료 방안 : 행동에 오는 변화는 많은 경우에 원인이 있게 된다. 예를 들어 불편함과 통증에 대한 표현으로, 또는 편안하지 않은 주변환경으로부터, 또는 소음, 대화소통

이 잘 안 됨으로써 오게 되는 좌절감 또는 자신을 돌볼 수 없는 처지에 대한 한탄 등과 같은 것들이다. 더 나아가 보조 주거시설이나 전문 요양시설과 가정의 중간 형태인 너싱 홈으로 왔을 때 느끼게 되는 생소함과 어려움을 표현하는 방법으로 이상 행동을 하기도 한다.

돌봄의 책임을 맡은 사람은 배고픔, 통증, 변비, 요도염, 폐렴, 피부병, 골절 등 신체적인 결함에 대하여 주의를 기울여야 한다. 또는 새로 복용하게 된 약에 대한 반응도 고려해야 한다. 주거하는 곳의 조명과 소음에 대한 고려가 있어야 할 것이며, 가구 등 눈에 익은 주변 환경을 조성해주어야 한다.

돌보는 사람은 알츠하이머병 환자에게 오는 행동변화와 어떻게 대화를 나누면서 느낌을 전달할 수 있는지에 익숙해져야 한다. 특히 매일 똑같이 진행해오던 생활의 일부가 깨어지는 일은 없어야 한다. 알츠하이머병 환자는 이런 작은 변화에도 민감하게 반응할 수 있기 때문이다. 돌보는 사람의 측은지심이 가장 좋은 약이 될 수도 있다. 여기에 계획에 의한 규칙적인 생활습성을 유지하는 것도 중요하다.

06

치매에도
여러 종류가 있다

치매하면 대개는 알츠하이머병을 연상한다.

알츠하이머 치매가 알려지기는 100년이 넘어 제일 많이 알려져 있다. 또 이에 대한 연구조사가 제일 많이 되어 있기 때문인지 치매하면 알츠하이머병부터 떠올리지만 알츠하이머병이 치매의 전부는 아니다.

모든 치매의 대략 65%를 차지하는 것이 알츠하이머 치매이고, 나머지 치매의 원인은 100가지가 넘는다. 그러나 그 중 다음의 몇 가지가 전체 치매의 94~98%를 차지하고 있다. 알츠하이머 치매(Alzheimer Dementia=AD)가 65%, 루이체 치매(Lewy Body Dementia=LBD)가 10~12%, 혈관성 치매(Vascular Dementia=VD)가 10~12% 그리고 전측두엽 치매(FrontoTemporal Dementia=FTD)가 8%를 이루고 있다.

어떤 치매들이 있는지에 대하여 잘 알아볼 필요가 있다. 왜냐하면 종류에 따라서 치매에 대한 대책이 다를 수 있기 때문이다.

알츠하이머형 치매는 원칙적으로 노인들에게 오는 치매이다. 60~70대 때부터 조심해야 한다. 그러나 다른 치매는 훨씬 젊은 나이부터 올 수 있다. 50대부터 시작하여 60대, 70대 상관없이 오게 된다. 따라서 어떤 치매인지에 대하여 아는 것은 하나의 흥미거리를 지나서 어떤 대책을 세울 것인지에 대한 계획과 방향이 결정된다.

치매의 증상들은 여러 요소에 의해서 증폭되기도 하지만 감소시켜 줄 수도 있다. 일례로 자가면역질환, 염증, 영양결핍, 약물중독, 탈수, 갑상선질환, 저혈당, 우울증, 감염 또는 뇌종양 등에 의한 것이라면 그 원인을 제거해 줄 때 증상 완화가 올 수도 있다. 치매의 종류에 따른 특징을 알아보자.

1. 알츠하이머 치매(AD) : 현재 거의 모든 치매에 대하여 그 발병 원인을 정확하게 알지 못하고 있다. 다만 이상 단백질

이 생성되면서 뇌에 이상을 초래한다는 정도는 파악하고 있는 실정이다. 타우 단백질(Tau Protein)은 다른 곳에서는 별로 발견되지 않으나 뇌에서는 많이 발견되는데 뇌세포를 보호해 주는 역할을 한다. 타우 단백질에 이상이 생기면서 아밀로이드가 축적되기 시작하고 알츠하이머와 같은 치매로 발전하게 된다.

기억장애가 발생하면서 종종 혼동, 우울증, 무감정 또는 감정적으로 변덕스러운 모습을 보여주는 경우가 많이 있다. 친구의 이름, 전화번호 등에 대한 가벼운 기억장애로부터 시작하다가 심해지면 집으로 가는 길을 잃어버리거나, 월세와 같은 정기적인 지불을 잊거나 심지어는 끼니를 잊는 경우도 생기게 된다. 그러나 점점 심해지면 환상이나 심한 감정의 기복 상태를 보여주게 된다.

기억장애의 원인이 되는 신경전달물질(Acetylcholine)의 수준을 올려주는 몇 가지 약들(Donepezil, Memantine)이 있으나 일시적인 효과만 보여줄 뿐이다. 치매에 대한 예방주사(Vaccine)와 같은 약들이 개발 중에 있으나 아직은 별 효과를 보여주지 못하고 있다.

2. 루이체 치매(LBD) : 이 치매는 알파 시뉴클레인(Alpha-

Synuclein)이란 단백질이 모이면서 발생하게 된다. 독일계 미국 의사인 후레드리치 루이(Frederick Lewy)가 1912년에 발견한 이후 그의 이름을 따서 명명된 단백질의 이름이다.

이 치매로 알츠하이머 치매(AD)와 같이 인식기능이 떨어지게 되는데, AD와는 달리 집중력, 언어능력, 기민한 정신상태 등의 오르내림이 심하게 나타난다. 경우에 따라서는 시각적인 환상을 보게 되는데, 병이 진행되면서 파킨슨병과 비슷하게 근육의 경직, 떨림(Tremor) 및 느린 행동 등이 오게 된다. 또 경우에 따라서는 폭력적인 꿈을 꾸면서 놀라기도 하지만 낮잠을 자지 않으면 안 될 정도로 대낮에 졸리기도 한다. 특히 공간-시각 장애로 인하여 컵을 제대로 잡지 못하는 것과 같은 이상 행동을 나타내기도 한다.

이 치매에 대한 특별한 치료법은 아직 없고, AD 치료제나 파킨슨병 치료제가 활용되기도 한다.

3. 전측두엽 치매(FTD) : 이 치매는 TDP-43이라는 단백질이 축적되면서 발생하게 되는데, 이 단백질이 루게릭병(Lou Gehrig's disease=ALS)의 발생과도 연관이 되어 있다. 따라서 이 단백질을 녹일 수 있는 방법이 강구되고 있다. 전측두엽 치매나 루게릭병은 원칙적으로 같은 병이면서 다른 형태로

표현된다고 믿어지고 있다.

    환자들은 언어에 문제가 발생하면서 심하면 실어증에 빠지기도 한다. 또한 부적절한 사회적인 태도를 보여주기도 하면서 다른 사람들의 감정이나 느낌에 무관하게 행동하고 말하기도 한다. 이 치매를 갖고 있는 사람들은 밝은 불빛에 끌리기도 하면서 상점에서 물건을 훔치는 일을 하기도 한다. 따라서 인격과 성격의 변화를 감지할 수 있게 된다. 평소에 밝은 성격을 갖고 있던 사람이 우울해지기도 하는 반면에, 평소에 소극적이던 사람이 활발한 성격으로 변하기도 한다. 병이 많이 진행되면 언어장애가 오게 되면서 말의 뜻을 제대로 알지 못하게 된다.

    전측두엽 치매에 대한 특별한 치료법은 없으며, 대증치료만 가능할 뿐이다. 언어에 문제가 생긴 경우에 이에 대한 특별한 치료법은 없다. 그러나 이 병의 원인이라고 믿어지는 TDP-43 단백질에 대한 치료제로 AL-108(Davunetide) 이라는 약이 개발 중에 있다.

4. 혈관성 치매(VD) : 이 치매는 혈액순환에 문제가 있어서 발생하게 된다. 뇌졸중은 물론 미세혈관 장애로 인한 기억장애, 집중장애 및 문제 해결에 문제점을 보여준다. 혈관에

문제를 유발하는 고혈압, 당뇨병, 고지혈증 및 흡연 등에 대한 대책을 세워야 한다.

산소와 영양소 공급이 떨어지고, 뇌에 쌓이는 노폐물에 대한 처리가 늦어짐으로써 발생하게 된다. 작은 뇌졸중이 여러 번 발생하면서 뇌 조직이 파괴되기 때문에 발생하게 된다고 믿어지고 있다. 뇌졸중은 뇌의 어떤 부위에서라도 발생하게 된다. 따라서 혈관성 치매에 의해서 생기게 되는 증상은 광범위할 수밖에 없고, 뇌에 축적되는 단백질을 처리할 수 있는 능력이 떨어지게 된다. 기억에 문제가 생기고, 부적절한 사회적인 행동을 보여주게 된다.

이 치매에 대한 예방은 뇌졸중을 예방하는 길밖에 없다. 따라서 심장 건강에 유의해야 한다. 당뇨병, 고혈압, 고지혈증에 대한 예방과 치료에 주력해야 하며, 필요에 따라서 스타틴, 오메가-3 및 아스피린(81mg) 복용을 하면 좋다.

담배를 피우는 사람이나 과도하게 음주하는 사람은 이에 대한 자제가 필요하고 적절한 운동이 필요하다. 뇌졸중으로 인한 손상을 정상으로 회복시키는 일은 아주 어렵다. 그러나 뇌졸중 예방이 가능하므로 이 점에 유의해야 한다.

5. 파킨슨병 : 뻣뻣하고, 떨리며, 움직임이 느리고, 균형과

조정능력이 떨어지게 된다. 이 병이 진행되면서 뇌에 축적되는 물질(Alpha-synuclein) 때문이다. 치매는 파킨슨병의 말기에 오는 것이 보통이다.

6. 정상압 수두증(Normal Pressure Hydrocephalus=NPH) : 뇌에 액체가 쌓이면서 걸음걸이에 오는 이상, 집중력, 문제 해결 및 기억장애가 오게 되는 병이다. 조기진단에 의한 뇌수액을 제거해 주면 성공적인 치료가 가능해진다. 뇌수액을 제거해 준 후에 지속적인 진료와 치료를 받으면서 병의 진행을 늦출 수 있게 된다.

7. 혼합형 치매 : 한 가지 이상의 치매를 동시에 갖고 있는 경우이다. 알츠하이머병을 갖고 있는 경우에 다른 치매를 동시에 갖고 있는 경우와 같은 예이다. 한 조사에 의하면 알츠하이머병을 갖고 있던 사람들의 54%가 다른 형태의 치매를 동시에 갖고 있었다는 것이다. 환자의 살아생전에는 진단이 쉽지 않다.

"현재로서 치매는
조기에 발견하여
최대한 진행 속도를
늦추는 것이 최선의 대책이다."

CHAPTER 4

치매 이전의 삶을 사는
7가지 황금 룰

뇌는 체중의 3%밖에 안 되는데 심장에서 나오는 모든 혈류의 20%가 뇌로 간다. 뇌로 가는 혈류량이 이렇게 높다는 사실은 뇌의 신진대사는 몸의 다른 어떤 장기들에 비하여 높다는 것을 의미한다. 따라서 심장을 포함하여 몸의 다른 장기의 건강이 뇌에 미치는 영향이 클 수밖에는 없게 된다. 즉 몸 전체가 건강해야만 뇌도 건강해질 수 있음을 알게 된다. 이런저런 병들을 갖고 있으면서 건강한 뇌를 간직할 수는 없을 것이다.

이 말을 바꾸어서 표현한다면 건강한 뇌를 갖고 있어야 몸의 다른 장기들의 건강도 유지될 수 있음을 의미한다. 왜냐하면 뇌는 몸 전체를 돌보는 기능을 갖고 있기 때문이다. 여기에 마음을 뇌의 작용이라고 친다면 마음 역시 건강해야만 뇌의 건강을 유지하게 된다. 뇌 건강에 스트레스에 대한 대책과 양질의 수면이 중요한 이유도 이 때문이다.

뇌의 건강을 유지하고 좋은 기억을 보존하는 데에는 지름길이 없다. 일반 건강을 최고로 유지하기 위해서는 건강한 음식생활, 규칙적인 운동생활, 스트레스에 대한 대책 및 양질의 잠을 잘 수 있는 대책을 마련해야 하는데 이는 건강을 위한 지름길이기도 하다. 여기에 두뇌를 쓰는 노력 역시 같이 해야만 한다.

01

좋은 기억을 간직하기 위한 조건

좋은 기억을 간직하기 위해서는 알아야 할 것이 있다.

어떻게 보면 이 내용이 가장 중요한지도 모른다. "미래는 과거로부터 온다."는 것이다. 노인들은 과거에 산다. 반면에 어린이들은 미래에 산다. 대화의 내용을 잘 들어보면 이 말의 뜻을 쉽게 알 수 있게 된다. 노인들의 대화내용은 거의가 다 과거에 있었던 일들에 대한 내용인 반면에 과거에 대한 이야기를 할 수 있는 내용을 갖고 있지 않은 어린이들은 미래에 올 자신들의 앞날에 대한 이야기들이 주를 이루고 있다.

노인들이 과거에 사는 한 기억력의 증진을 기대하기 어렵게 된다. 기억이란 과거이기 때문에 자꾸만 흐려지고 또한 그 내용이 변하게 된다. 그렇다면 어떻게 해야 기억인 과거를 보다 더 정확하게 간직할 수 있을까?

뇌의 구조를 알면 이에 대한 답변이 나온다. 인간의 뇌에는 현재에 대한 회로가 따로 있다. 그러나 과거와 미래에 대한 회로는 하나뿐이다. 즉 미래와 과거를 같은 회로를 통하여 기억하고 설계하는 것이다.

은퇴 후에도 계속해서 활동적이어야 한다.

은퇴를 계획할 때 어떻게 해야 계속적으로 두뇌를 자극시킬 수 있을지에 대한 대책을 마련해 놓아야 한다. 좋은 취미활동, 평생교육, 재정계획 및 여행계획과 같은 것이 포함되면 좋을 것이다.

은퇴가 두뇌의 은퇴로 이어지면 곤란하다. 은퇴 후 두뇌에 자극을 주는 일에 소홀하게 되면 인식기능도 떨어지게 된다. 그렇지 않아도 늙어가면서 인식기능이 떨어지게 되는 것이 보통인데, 여기에 평생 하던 일로부터 멀어지면서 두뇌에 아무런 자극도 주지 않는 편안한 은퇴 생활을 하게 되면서 인식 기능의 저하에 가속도가 붙게 되면서 더 심각한 인식장애로 이어지기 십상이다.

정신적인 자극과 함께 배운다는 것 자체가 두뇌 건강에 좋게 작용하면서 노화로 인하여 오게 되는 인식장애를 막아주게 된다. 실험실 동물들을 통하여 새롭게 발견한 것은 배움이 자극되어 어떤 단백질(Brain Derived Neurotrophic Factor=BDNF)이 분비된다는 것이다. 이 단백질이 뇌세포의 수용기를 활성화시켜 주면서 뇌세포의 기능이 제대로 발휘되도록 도와주기도 하고, 뇌세포와 뇌세포 사이의 연접을 도와주어 뇌를 튼튼하게 유지시켜 준다는 것이다.

최근의 한 의학잡지(Proceedings of the National Academy of Science, March 1 2010)의 보고에 의하면 BDNF는 늙어가면서 잃기 쉬운 기억력을 강화시켜준다는 것이다. BDNF로 인하여 기억력의 감퇴를 막아주면서 인식 기능의 저하도 막아주게 된다.

앞의 발견은 다음의 연구조사 결과를 설명해주는 데 도움을 주고 있다. 65세 이상 된 은퇴자들이 어린이들의 학업을 도와주면서 얻게 되는 이익에 대한 과학적인 설명의 뒷받침이 되어 준 것이다.

한 의학잡지(Journal of Gerontology : Medical Science, December 2009)의 보고에 의하면, 은퇴자들에게 6개월 동안 어린이들의 학업을 도와주도록 한 결과 그들의 인식기능에 상당한 긍정적인 변화를 볼 수 있었다는 것이다. 이 연구조사가 말해주는 것은 "쓰지 않으면 잃게 된다(use-it-or-lose-it)."는 것을 실제적으로 보여준 것이라고 할 수 있다.

바쁜 생활을 계획하라.
건강이 허락하는 한
바쁜 생활을 계속해야 한다.

실행 가능한 계획을 세우고 이를 실천할 수 있는 의지와 시간을 배려해야 한다. 너무나 과도하고 야심적인 계획은 자칫하면 실망과 허탈함을 맛보게 될 것이다. 부부가 같이 할 수 있는 계획은 필수이고, 더 나아가 같은 생각을 갖고 있는 사람들과 연계될 수 있다면 더욱 좋을 것이다. 작은 성공으로도 만족할 수 있는 마음의 여유를 가져야 한다. 은퇴 후의 행복은 저절로 얻어지는 것이 아니다. 세밀한 조사와 현실에 근거를 둔 계획을 세워서 이를 실천할 수 있는 시간과 자원이 있어야 한다. 다음의 몇 가지를 고려해 보도록 한다.

- 파트타임 일감을 찾는다 : 일주일에 2~3일 정도 할 수 있

는 직장을 찾아보도록 한다.
- 자원봉사자 : 속해 있는 사회, 종교적인 활동, 공공기관, 도서관 및 박물관 같은 곳에서는 자원봉사자를 찾고 있다.
- 은퇴자 모임에 속해본다 : 같은 처지의 사람들끼리 서로 의견을 교환하고, 자극을 주면서 서로 도울 수 있다.
- 후계자를 양성한다 : 평생 갈고 닦은 기술이나 지식을 다음 세대에 전수해주는 계획을 세워본다.
- 평생교육 : 배움에는 끝이 없다. 한가해진 시간을 배우는 데 쓸 수 있다면 보람이 될 것이다.
- 요가, 명상법 등을 배운다 : 스트레스 해결에 큰 도움이 되면서 건강증진에 큰 보탬이 될 것이다.
- 운동 : 은퇴했다고 운동을 게을리하면 병으로 이어진다.
- 친구 사귀기 : 젊었을 때의 친구와는 다를 것이다. 지혜로운 사람들끼리의 친구관계는 은퇴 후 가장 큰 보람이다.
- 컴퓨터 : 요즈음 컴퓨터가 없으면 세상이 어떻게 돌아가는지 알기 힘들 정도이다.
- 취미생활 : 그림 그리기, 목수일 등 새롭게 시작해 볼 만한 취미생활을 찾아보도록 한다.

02

치매 이전의 삶을 사는 황금 룰 ①
두뇌가 늙지 않는
음식생활을 하라

채식이 건강에 어떻게 좋은가에 대하여는 과학적으로도 많은 논란이 있다.

이에 대한 논쟁은 앞으로도 계속해서 진행될 것으로 예측되지만, 채식이 건강에 좋다는 것은 일반적인 상식이기도 하다. 채식이 건강에 왜 좋은가를 알아보기로 하자.

모든 음식들에 대하여 알아보아야 할 내용들이 너무나 많다. 육식도 음식에 속하기는 하지만 건강에 얼마나 좋은지에 대하여는 별로 자신이 없기에 육식에 대한 소개는 피하고 몇 가지 과일과 채소 및 통곡류에 대하여 알아볼 것이다. 뇌 건강에 좋은 음식이 몸의 건강에도 유리하게 작용할 것은 틀림없어 보인다.

음식의 종류와 그에 대한 논의를 하기 전에 우선 이(齒)의 모양과 기능을 살펴보아 과연 우리가 어떤 음식을 먹어야 좋을지부터 알아보자.

- 이(齒)의 모양과 기능 : 우리의 이는 모두 32개가 있다. 아래위로 8개의 문치, 4개의 견치, 20개의 어금니가 있다. 문치의 역할은 음식물을 물어 끊어서 작게 만드는 것이고, 견치는 송곳처럼 뚫는 기능을 갖고 있지만 인간들의 것은 많이 퇴화되어 있다. 따라서 문치와 함께 음식물을 자르는 데 쓰인다.

어금니는 문치가 잘게 자른 음식물을 갈아서 더 잘게 부수는 역할을 한다. 즉 입에 들어온 음식물들을 위로 내려보내 본격적인 소화과정에 들어가기 전에 상당한 소화 작업이 입에서 이루어지는 것이다. 우리 치아의 모습과 기능은 이와 같이 음식물을 잘게 끊어서 더 잘게 갈기에 좋게 되어 있는데, 이는 초식동물들의 이의 모습이나 기능과 비슷하게 되어 있는 것이다.

또한 인간의 턱은 상하운동뿐만 아니라 좌우로도 움직일

수 있도록 되어 있어서 마치 맷돌처럼 갈게 되어 있다. 개나 고양이는 육식동물이다. 이런 동물들의 턱은 상하운동만을 하게 되어 있어 초식동물과 같이 음식물을 가는 기능은 없다. 이런 육식동물들은 씹는 일이 없이 잘게 끊어서 삼키기만 하면 되는 반면에 소나 말은 풀을 앞니로 잘게 끊어서 어금니로 갈아 삼킨다. 이때 초식동물들의 턱 운동을 보면 상하는 물론 좌우로도 자유자재로 움직일 수가 있다. 즉 인간의 이의 모습과 기능은 동물성 음식보다는 식물성 음식을 먹기 좋게 되어 있는 것이다.

이와 같이 인간의 이의 모습과 기능이 초식동물과 같다는 것은 과연 무엇을 의미하는가? 우리 몸에 좋은 음식이 채식이란 뜻인가? 아니면 인간들이 쉽게 얻을 수 있는 음식물의 대부분이 채식 종류였기 때문인가?

어찌되었든 인간의 이는 채식에 알맞게 되어 있음이 틀림없다. 이것을 미루어 보더라도 인간에게는 채식이 건강에 더 좋을 것임을 알 수 있다.

육식을 아주 하지 말라는 것인가? 육식을 한다면 얼마나 먹어야 할까? 이 질문에 대하여 그래도 4개의 견치를 갖고 있음을 볼 때 다음의 육식 대 채식의 비율을 상정해 본다. 육식 치아 대 채식 치아의 비율이 1 대 7이므로 육식 대

채식의 비율도 1 대 7로 섭취하면 어떨까? 즉 전체 음식의 12~13% 정도를 육식으로 하면 건강에 가장 이상적이 되지 않을까 하는 가설이 성립될 수 있다고 보겠다.

• 영양소 : 인간의 생명을 유지하는 데 절대로 필요한 영양소는 탄수화물, 단백질, 지방질, 비타민, 광물질, 물로 대별된다. 여기에 식물에서 얻어지는 각종 향색, 산화방지제, 효소 등이 들어와야 신진대사가 왕성해지고 병을 예방하는 활발한 생명현상이 이루어지게 되는 것이다. 이 중 한 가지만 빠지더라도 우리의 건강을 지탱하고 있는 버팀목 하나가 빠지게 되어서 그쪽으로 몸이 기울 수밖에 없게 된다. 즉 음식을 골고루 섭취해야 하며, 그중에서도 효소는 살아 있는 음식에 풍부하게 들어 있으며, 신선도를 유지하는 음식에만 남아 있게 된다. 오래 저장된 음식을 주로 섭취하는 사람들에게는 어딘지 모르게 병색이 있어 보이는데 바로 그 이유 때문인 것이다.

미국의 암협회에서는 신선한 채소를 하루에 5번 이상 섭취해야 암 예방에 좋다고 추천하고 있다. 살아 있는 효소를 섭취할 수 있는 신선한 과일과 채소를 많이 먹어야 하는 이유이다.

과일과 채소에는 살아 있는 효소는 물론 풍부한 비타민과 광물질이 들어 있다. 이들은 생명현상 유지에 절대로 필요한 것들이다. 비타민과 광물질 섭취가 부족하면 신진대사에 꼭 필요한 이런 물질들의 결핍으로 몸의 기능이 떨어지기 시작하며, 그대로 방치해 두면 각종 병들이 생길 수 있게 된다.

동물성 음식에도 각종 영양소들이 들어 있다. 그러나 육류의 종류, 부위에 따라 영양소의 분포가 다 다르다. 즉 소 한 마리를 다 먹으면 비타민과 광물질을 비교적 골고루 섭취할 수 있게 된다고 볼 수 있다. 닭도 마찬가지이고 물고기, 생선도 그렇다. 달걀의 영양가치는 좀 특이하다. 알이란 한 생명을 씨로부터 키워서 하나의 완성된 생명체로 키워내는 데 필요한 영양분이 다 들어 있기 마련이다.

따라서 영양 면으로 볼 때에는 완전하다고 볼 수 있다. 그렇다고 해서 달걀이 무조건 건강에 좋다는 말은 아니다. 달걀도 잘 먹어야 한다. 그 이유는 달걀이란 병아리를 키워내는 데 필요한 영양분이 들어 있는 것이지 인간의 건강을 위해서 만들어진 것이 아니기 때문이다.

반면에 신선한 식물성 음식에는 각종 비타민과 광물질, 향색, 산화방지제, 각종 식물성 영양소들, 효소, 에너지장들이 골고루 들어 있으므로 채식을 주로 해야 우리의 건강에 유익하다는 결론에 도달하게 된다.

아무리 맛있는 음식이라도 계속해서 먹으면 물리게 되며, 곧 다른 음식을 찾게 되는데 그 이유가 무엇인가? 우리의 몸 안에서 다른 음식을 통한 다른 영양소를 찾고 있기 때문이라고 볼 수 있다. 우리의 몸은 우리가 생각하는 것보다는 훨씬 자연에 가깝다.

편식이 몸에 좋지 않다는 것은 어린아이까지도 알고 있다. 음식을 골고루 먹는다는 것은 건강을 위해서 절대로 필요한데, 이 뜻은 영양소들의 섭취가 균형 있게 이루어져야 한다는 뜻이다.

• 섬유질 : 현대의 여러 가지 병이 섬유질 부족에서 온다는 설이 설득력 있게 들린다. 그 이유는 식품가공 과정에서 대부분의 섬유질이 없어지기 때문이며, 이로부터 많은 병들이 생길 수 있게 된다고 믿어지기 때문이다.

섬유질이 없으면 영양분이 농축된다. 따라서 변비와 같은 소화기능에 지장이 올 뿐 아니라 소화가 빨리 되어 혈당이 급격히 올라감으로써 생기는 병들(신진대사증후군, 당뇨병, 고혈압, 심장병 등)이 발생하게 된다.

또한 현대병의 주축을 이루게 되는 동맥경화증을 유발하

는 콜레스테롤이 체내로 많이 흡수된다. 일단 장내로 들어오게 된 원치 않은 물질들이 있게 마련이다. 이런 물질들은 섬유질에 묻어서 밖으로 나가야 하는데 섬유질 부족의 음식 섭취를 하다 보니 콜레스테롤은 물론 다른 노폐물들이 몸 안에 쌓이게 된다. 각종 생활습관병들이 발생하게 되는 중요한 요인이 되는 것이다.

식품가공 과정에서 섬유질만 없어지는 것이 아니다. 필연적으로 다른 필수영양소들도 같이 없어지게 된다. 예를 든다면 비타민과 광물질 같은 영양소들이다. 섬유질, 비타민 및 광물질이 부족한 음식물을 섭취하다 보니 영양소의 과다편중이 일어나게 된다. 결과적으로 비만증, 면역성 저하, 각종 알레르기 및 영양소 부족으로 오는 병들이 발생할 수 있게 된다. 가공을 거침으로써 발생한 영양소 부족 상태를 영양제를 복용해서 보충해야 하는 현대인들의 이율배반적인 생활상을 목도하게 되는 것이다.

현대인들은 과거의 사람들보다 더 오래 살고 있다. 그러나 노년기를 각종 만성병으로 고생하다가 결국은 타고난 제명을 다 살지 못하고 죽는 경우가 대부분이다. 섬유질은 거의 모두가 식물성이다. 섬유질이라고 하면 식물성 음식으로부터 이를 섭취해야만 되는 것이다. 다른 어떤 건강계획을 갖고 이를 잘 실천한다고 하더라고 섬유질에 대한 대책이 제대로 세워져 있지 않으면 결국 제대로 된 결과를 얻지 못하게 되어 있다.

20세기 초반에 활동하던 치과의사인 프라이스 박사가 전 세계를 여행하면서 발견한 〈상업적인 음식들〉이 현대병을 유발한다는 결론을 내린 것이 이 방면에서는 최초에 있었던 섬유질의 중요성에 대한 연구였다.

프라이스 박사는 왜 공업국 사람들에게 충치가 많고 치아병이 많은가에 대한 연구를 시작했다. 충치와 각종 치아병은 물론 섬유질 부족이 다른 만성질환까지도 발생하는 데 직접적인 원인이 됨을 알아낸 것이다. 상당히 중요한 사실을 발견한 것이었지만 상당한 시일이 지난 후에야 의학계에서 받아들였다.

• 섬유질이란 무엇인가? : 섬유질 하면 식물성 섬유질을 의미한다. 애초에 섬유질이란 인간이 소화를 시키지 못하는 부분이라는 협의의 정의를 내린 적이 있다. 그러나 섬유질에 대하여 많은 사실을 알고 난 후에는 섬유질을 단순히 소화 여부로만 따질 수 없다는 것이 정설로 되어 있다.

동물들은 몸의 골격을 뼈에 의존하고 있다. 동물의 뼈에 해당되는 부분이 바로 식물의 섬유질이라고 보면 될 것이다. 식물의 세포막이 바로 이 부분인데, 이는 35%가 셀룰로오스, 45%가 비셀룰로오스성 다당물질, 17%가 리그난, 나머지가 약간의 단백질과 광물질로 되어 있다. 여기서 알 수 있듯이 섬유질이라고 하면 어느 한 가지 특정된 부분만을 의미하는 것이 아니고 이들 전부를 통틀어서 말하고 있다. 섬유질의 건강상 이점은 다음과 같다.

- 장내 통과시간을 단축시킨다.
- 위장 내 음식물 체류시간을 연장시킨다. 결과로 혈당을 서서히 올린다.
- 만복감을 준다.
- 췌장액의 분비를 돕는다.
- 변의 무게와 부피를 늘린다.
- 장내 세균의 발육에 필요한 영양분을 공급한다.
- 단쇄지방산을 만드는 데 그 원료로 쓰인다.
- 혈중 지방들을 낮춘다.
- 담즙의 배설을 돕는다.
- 대장암을 예방한다고 믿어지고 있다.

두뇌가 늙지 않게 하는 좋은 식품 4가지

지금부터 소개하는 식품은 건강식이기도 하지만 이미 뇌 건강에 좋다고 알려진 바 있거나 앞으로 더 좋은 평가를 받을 만한 음식들이다. 블루베리, 강황 등은 뇌 건강과 기억력 증진에 도움이 된다는 보고들이 수없이 많이 나와 있고, 당근과 생강은 최소한 염증을 내려주며, 뇌 건강에도 좋게 작용할 것이라는 추측을 가능케 한다.

1. 블루베리(Blue Berry)

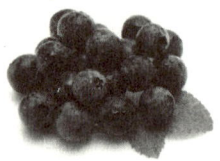

7월 초부터 약 5주간에 집중적으로 수확할 수 있는 블루베리는 그 색깔이 뽀얗게 파란색이 난다. 시즌 초일수록 열매가 크고 시즌이 지날수록 약간씩 작아진다. 물에 씻어서 그대로 먹어도 싱싱한 맛이 나는데 얼렸다가 녹여서 먹으면 크기가 줄어들면서 주름이 잡히며 싱싱할 때의 맛과는 전혀 다른 맛을 내게 된다. 블루베리에는 비타민 C, 섬유질, 방광염을 치료 및 예방할 수 있는 자연 항생제, 장을 깨끗하게 해주는 작용 및 혈당을 내려주는 마이트리움(Mytrium)이 들어 있다. 성인성 당뇨병에 도움을 줄 수도 있는 마이트리움 차를 만드는 법은 다음과 같다.

블루베리 나무의 잎을 잘 말린 다음 차 숟가락 하나를 뜨거운 물에 넣어 미지근하게 식은 후에 마시는데, 최소한 하루에 4번을 마시되 규칙적으로 복용해야 혈당을 낮추는 역할을 하게 된다. 마이트리움 차의 저혈당 작용은 췌장에서 분비되는 인슐린을 더 잘 분비되게 하기 때문인 것으로 풀이된다.

뇌에 좋은 블루베리, 과학자들은 왜 이 과일을 먹어야 하는지 이유를 찾아냈다. 블루베리가 혈압에도 좋을 뿐 아니라 뇌 건강에 좋게 작용한다는 사실들이 점점 드러나고 있다. 여기에 시력, 동맥 보호, 통풍 예방 및 혈당에도 좋게 작용한다는 것이다.

블루베리에는 독특한 색깔을 내는 성분인 안토시아닌이란 폴리페놀이 풍부하게 들어 있다. 여기에 풍부한 비타민 C와 망간과 함께 섬유질이 함유되어 있다. 북미에서는 6~7월에 걸쳐서 풍부하게 생산되지만, 남미에서 재배되는 블루베리까지 감안하면 거의 일 년 12달 이 과일을 섭취할 수 있다. 냉동된 블루베리에는 모든 영양소들이 거의 그대로 들어 있는 반면에 열을 받은 블루베리에는 그 성분이 떨어지게 된다.

- **뇌 건강에 좋은 블루베리**: 블루베리의 안토시아닌은 뇌혈관 장벽을 지날 수 있어 노화로부터 오는 산화 스트레스와 염증을 감소시켜 주면서 신경단위를 보호해주게 된다. 70세 이상의 여인들 1만 6000명이 참여한 리서치에서 일주일에 블루베리나 딸기 2.5컵을 섭취한 사람들은 정신기능의 저하 속도가 느려지면서 2.5년에 해당되는 노화 과정을 늦추어주는 효과를 보였다는 것이다.

한편 동물실험에서는 동물 사료에 블루베리를 더했더니 단기기억이 올라가며, 균형과 협동은 물론 길 찾는 능력도 높아짐이 관찰되었다고 한다. 블루베리에 들어 있는 성분이 노화되어 가는 신경단위들 사이의 연접을 증진시켜 주기 때문이라는 설명이다.

두뇌에 노화가 오게 되면 몸의 다른 부분의 노화는 저절로 따라오게 된다. 두뇌를 보호해야 하는 이유인 것이다. 몸의 다른 부분에도 블루베리의 산화방지 능력이 뛰어나지만 두뇌에 대한 산화 방지력은 실험에 의해서 이미 잘 알려진 바 있다. 한 실험에서는 블루베리가 이미 산화가 온 두뇌도 원상으로 복구시켜주는 과정이 동물실험을 통하여 관찰되었다는 것이다. 다른 사료를 먹인 쥐보다 블루베리를 섞어서 먹인 쥐들의 운동신경과 함께 몸의 균형감각 및 인식작용 등이 모두 개선됨이 관찰된 것이다. 심지어는 두뇌의 새로운 신경단위들이 재생됨도 관찰되었는데 최근까지만 하더라도 일단 파괴된 두뇌세포들은 다시 재생될 수 없다는 것이 일반적인 생각이었던 것이다.

블루베리의 산화 방지력과 항염작용 및 노화방지의 탁월한 효능이 언론에 보도된 이후 블루베리는 없어서 팔지 못하는 귀한 과일이 되어버렸다. 제철이 아닐 때는 남미산 블루베리가 미국으로 수입되고 있을 정도이다. 언론에 보도되기를 한 가지 음식을 고른다면 블루베리가 최고인데 그 이유는 50가지의 과일과 채소 중 블루베리의 산화방지 능력(ORAC)이 최고였다는 내용이었다.

블루베리는 열을 가하는 조리과정을 거치지 않고 그대로 먹는 것이 영양학적으로 가장 좋다. 블루베리의 맛 역시 별로 달지도 않고 입에 감도는 맛이 좋기 때문에 블루베리 농장이나 집 뒤뜰에서 딴 후 그 자리에서 먹는 것이 가장 좋을 것이다.

모든 베리류가 다 그렇듯이 블루베리 역시 보관에는 문제가 있다. 냉동시킨 신선한 블루베리가 좋으나 통조림 된 것이나 블루베리가 들어간 제과는 별로 추천할 만하지 못하다. 조리과정에서 블루베리에 있던 좋은 식물성 화학물질들이 많이 파괴되기 때문이다.

• **고혈압과 블루베리** : 한 전문지에 발표된 리서치의 내용은 다음과 같다. 냉동 건조시킨 블루베리를 매일(한 컵의 블루베리에 해당) 48명의 갱년기 이후의 여성들로 초기 고혈압을 갖고 있는 사람들에게 8주 동안 섭취한 그룹과 통제 그룹 사이의 혈압을 비교한 바 있다. 그 결과 블루베리를 섭취한 그룹에서는 수축기 혈압은 5.1%, 이완기 혈압은 6.3%가 낮아짐이 관찰된 것이다.

이 결과는 블루베리가 고혈압의 진전을 막아주는 효과를 보여준 것으로 평가되고 있다. 다른 리서치에서는 블루베리가 콜레스테롤 수준을 낮추어주면서 나쁜 콜레스테롤로 알려진 LDL의 산화를 감소시켜 주었다는 것이다(산화된 LDL이 더 위험하게 작용한다).

• **당뇨병·암에 블루베리** : 블루베리는 혈당 조절에도 도움을 주는 것으로 관심을 모으고 있다. 동물실험에서 나타난 결과에 의하면 블루베리를 섭취한 동물들의 포도당에 대한 내성에 개선이 왔고, 인간에서는 블루베리 분말의 인슐린 감수성에 대한 리서치가 이루어진 바 있었으나 그 결과는

아직 발표되지 않고 있다.

블루베리의 항암 능력에 대한 자료는 아직 부족한 편이나 미국의 한 저명한 단체(American Institute for Cancer Research)에서는 블루베리를 항암식품에 포함시킨 바 있다. 세포 단위에서는 블루베리의 식물성 화학물질들이 DNA에 해를 주는 유리기를 억제시켜 주면서 암세포가 자라는 것을 억제해 주었다고 한다. 동물실험에서는 블루베리가 식도암과 에스트로겐 유도 유방암을 감소시켜 주었다고 한다.

블루베리는 뇌 건강, 고혈압, 당뇨병 및 암에만 좋게 작용하는 것이 아니고 눈 건강에도 유리하게 작용한다고 믿어지고 있다. 블루베리에 풍부한 항산화 물질인 안토시아닌 성분이 눈 건강에 도움을 주는 것으로 여겨진다.

- 방사선 보호작용 : 블루베리가 방사선으로부터 보호작용을 한다는 증거들이 있다. 블루베리가 섞인 사료를 먹인 쥐들은 방사선에 조사된 후에도 이로부터 올 수 있는 방사선병의 징후가 보이지 않았다고 한다. 모든 사람들이 방사선에 약하지만 늙어갈수록 방사선에 더 약해지는 사람들에게는 블루베리 섭취가 더 장려되고 있다.

2. 카레(투메릭:TURMERIC)

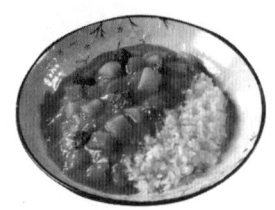

'투메릭'이라고 하면 생소하지만 우리에게도 익숙한 커리(카레)는 인도가 원산지인 다년생초본으로 구근을 원료로 해서 각종 인도요리의 기본양념으로 쓰인다. 카레는 그 색깔도 독특하지만 톡 쏘는 매운맛은 카레가 아니고는 얻기 힘들 뿐 아니라 여기서 얻는 각종 약리작용으로 인해서 인도 및 중국에서는 오래 전부터 널리 쓰이고 있는 음식 겸 약초이다. 투메릭의 주성분은 '커큐민'이다. 이는 산화 방지, 항암, 항염, 심장, 신장, 소화기, 항균작용 등 광범위한 약리작용을 갖고 있다.

커큐민의 산화방지 작용은 비타민 C나 E 정도로 강력하다. 특유한 노란 색깔과 산화방지 작용의 성분을 버터나 치즈 등에 많이 사용한다. 따라서 카레 음식을 자주 먹으면 다른 비타민 등을 통해서 얻는 산화 방지의 혜택을 얻을 수 있다. 다음과 같은 치료 효과를 얻을 수 있게 된다.

- 항균작용 : 커큐민과 소독약인 알코올의 살균작용은 거의 비슷하다고 할 정도로 커큐민은 높은 항균 능력을 갖고 있어서 담낭염 등을 앓고 있는 경우에 효과를 볼 수 있다.

- 항암작용 : 커큐민이 암의 형성 촉진 및 진행 과정을 억제한다는 것이 실험으로 증명되었다. 뿐만 아니라 암의 소멸에도 도움을 준다고 알려져 있다. 커큐민은 많은 발암물질(담배를 통한 것을 포함)의 발암작용을 억제하는 것으로도 실험 결과 밝혀졌다.

- 심장 및 순환계에 미치는 영향 : 커큐민은 혈중 콜레스테롤을 낮추며 혈소판 응고를 억제함으로써 심장 및 순환계에 좋은 영향을 끼친다. 또한 동맥경화를 억제한다. 동물실험에 의하면 아주 적은 양의 커큐민으로 콜레스테롤이 낮아짐도 발견했다.

- 항염작용 : 커큐민의 항염작용은 다른 종류의 어떤 약물과도 맞먹을 정도로 아주 강력하다. 특히 급성일 때 더욱 강력한 항염작용을 나타낸다. 그러나 코티손이나 다른 처방약에 비해 부작용은 거의 없다. 굳이 순서를 매긴다면 커큐민, 코티손, 훼닐뷰티죤 순이라 할 수 있겠다. 커큐민을 국소 항염제로 쓸 때 국소 자극이 거의 없어서 사용에 편리하다. 특히 커큐민을 경구로 복용할 때 여러 단계를 거쳐 항염작용을 하므로 관절염 등 염증이 있을 경

우에 카레 음식을 자주 먹으면 좋을 것이다.

- 간 보호 작용 : 강력한 산화방지제인 커큐민의 간세포 보호작용은 엉겅퀴의 주성분인 실리마린과 맞먹을 정도다. 뿐만 아니라 담즙을 잘 배출해 담석증이나 담낭병으로 고생하는 경우에 먹을 수 있는 좋은 음식 중의 하나이다.

- 소화기 계통 : 가스로 헛배가 부를 때 좋다. 이는 가스를 형성케 하는 장내세균을 억제하는 작용이 있기 때문이다. 또 커큐민 자체에 위경련을 완화시키는 약리작용이 있고, 위액과 췌장 소화액의 분비를 촉진시켜 소화를 돕는다. 커큐민을 주성분으로 하는 커리를 적당히 먹으면 위 점막을 보호해 주어 위궤양에도 좋으나 너무 많이 먹으면 오히려 위궤양을 초래할 수 있다.

- 뇌 보호 작용 : 최근에는 커큐민이 뇌를 보호해 주면서 치매 예방에도 도움이 된다는 보고들이 나오고 있는 중이다.

3. 당근

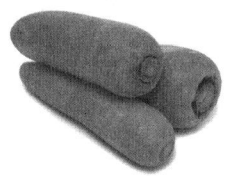

당근을 살 때는 모양이 좋으며 당근 특유의 색깔과 신선도를 살펴야 한다. 당근의 독특한 색깔은 조리 시에 더욱 돋보이므로 많은 주부들의 사랑을 받는다. 당근을 잘게 썰어 샐러드에 많이 쓰는 것은 그 맛과 색깔과 풍부한 각종 영양소 때문이다. 당근을 보관할 때 사과와 같이 두면 당근의 맛이 쓰게 변한다. 그 이상이 지나면 신선도가 급격히 떨어진다. 당근꼭지의 초록색 부분도 요리에 쓸 수 있다. 당근 속에는 많은 당분이 들어 있으므로 자연감미료로 쓸 수 있다. 서양요리에 당근이 많이 쓰이는 이유 중 하나는 단맛 때문이다.

당근은 뇌에 직접 작용하기보다는 시력에 좋게 작용하면서 뇌의 기능을 도와주게 된다. 당근의 작용은 다음과 같다.

- 항암작용 : 당근은 대표적인 항암식품으로 꼽힌다. 여러 조사보고에 의하면 당근의 독특한 색을 내는 베타카로틴이 강력한 항암제로 각광을 받고 있다. 또한 당근에 풍부한 비타민 A도 항암제로 분류되는데 베타카로틴이 몸속에 들어오면 비타민 A로 변하므로 당근은 이중으로 항암

작용을 하는 셈이다. 실제로 당근을 많이 먹는 사람들에 게서는 암이 적게 발생하는 편이다. 특히 위암, 폐암, 식도암, 장암, 직장암, 방광암 억제에 탁월한 효과를 나타낸 다는 것이다. 비타민 A가 중요한 진정작용을 하면서 표피세포들을 튼튼히 만드는 역할을 하기 때문으로 보인다. 따라서 몸속의 비타민 A의 수준이 떨어지면 발암 상태에 들어갈 수 있게 된다고 보아도 될 것이다.

- 구강 살균 : 당근 속에 들어 있는 강력한 살균물질이 구강 내의 세균들을 없애 줌으로써 구강 청소로 이용될 수 있다. 끓는 물 3컵에 잘게 썬 당근 반 컵을 넣고 이를 약 20분 더 끓인 후에 30분 정도 식혀서 물을 걸러내고 냉장고에 보관하여 매일 사용할 수 있다.

- 오후에 기운이 떨어질 때 : 당근과 파인애플을 반씩 넣어서 이를 주스로 만들어 마시면 신선한 기분으로 하루를 마칠 수 있다.

- 자연 하제로써 변비를 막는 데 적당하다 : 당근에는 많은 섬유질이 들어 있기 때문이다. 다른 음식물을 먹으면 가

스가 차는 데 비해 당근은 가스가 차지 않는다.

- 유독 물질을 막는 데 탁월한 효과를 낸다 : 동물실험에 의하면 당근과 캐비지를 먹인 쥐와 일반음식을 먹인 쥐에 대한 조사 결과 당근과 캐비지를 먹인 쪽의 쥐에서는 유독 물질에 대한 반응에서 좋은 효과를 보였다고 한다.

- 당근을 생으로 먹으면 콜레스테롤을 내려준다 : 중간 크기의 당근을 매일 먹었더니 콜레스테롤이 11%가 낮아졌다고 한다.

- 밤눈이 어두운 데 뿐 아니라 눈 건강 전체에 좋은 영향을 미친다 : 따라서 눈병이 있는 사람들은 당근을 상식하는 것이 좋다.

- 담배를 끊는 데에도 당근이 효과가 있다 : 당근뿐 아니라 각종 과일과 채소를 많이 먹으면 담배 맛이 떨어지기 때문이다. 반면에 육류를 많이 먹으면 담배 맛이 좋아진다.

4. 생강(GINGER)

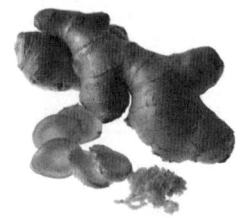

생강 재배는 자메이카가 전 세계적으로 으뜸이다. 약 200만 파운드나 생산해서 전 세계에 수출하고 있다. 생강은 음식이지만 생약으로도 쓸 수 있을 정도로 그 용도가 다양하다. 동양 각국에서 생강을 많이 쓰지만 인도만큼 생강을 많이 쓰는 나라도 없을 것이다. 인도 음식에는 생강이 들어가지 않은 것이 없을 정도로 광범위하게 쓰인다. 또한 인도의학인 아유르베다에서도 생강이 몸을 덥게 해주는 약재로 많이 쓰인다. 특히 생강은 관절염, 해열제, 각종 통증, 혈액응고를 막아주는 용도로 쓰인다.

생강은 껍질을 벗기면 그 효과가 없어진다. 따라서 생강의 약효를 기대하고 생강을 쓰려면 껍질째 써야 한다. 생강의 약효가 집중되어 있는 필수지방이 껍질 근처에 몰려 있기 때문이다. 생강기름은 생강을 증류해서 짜낸다. 생강기름 속에는 수백 가지의 성분들이 들어 있는데 그중 생강의 성분을 내는 부분이 진저롤(Gingerol)이다.

생강은 양념으로도 널리 쓰이고 있다. 양념 이외에도 생강차, 생강으로 만든 음료수(진저에일, Gingerale), 편강, 절인 생강, 생강술, 생강과자, 생강으로 만든 각종 화장품(비누, 크림, 향수 등) 등 수없이 많이 있다. 생강에는 수없이 많은 약리 작용이 있다.

- 산화방지 작용 : 생강의 산화 방지력을 이용하여 음식을 오랫동안 보관하는 데 쓰인 지는 오래된다. 특히 생강은 기름이 상하면서 고약한 냄새가 나는 것을 막아준다. 쇠고기 및 돼지고기 요리 때 생강을 쓰면 오랫동안 보관할 수 있다.

- 항염작용 : 프로스타글란딘과 류코트리엔은 강력한 염증작용을 한다. 생강이 이들 성분의 기능을 막아준다. 예로부터 생강이 관절염에 쓰여온 것은 바로 생강의 항염작용을 이용한 것임에 틀림없다.

- 콜레스테롤을 낮추는 역할 : 생강이 장내에서 콜레스테롤이 재흡수되는 것을 막아주면서 콜레스테롤이 담즙으로 되어 나가는 작용을 증진시켜 준다. 즉 이중으로 콜레스테롤을 낮추는 작용을 한다.

- 혈소판 응고 억제작용 : 생강은 마늘, 양파와 같이 혈소판

의 응고를 막아주는 작용을 한다.

- 위장의 평활근에 대한 이완작용 : 위장계통은 골격근과는 달리 평활근으로 구성되어 있다. 생강의 위장계통에 대한 작용은 특이하여 위장계통의 평활근은 이완시켜 줌과 동시에 위장의 운동을 증진시킨다. 이와 같은 생강의 상반되면서도 이중적인 작용으로 인하여 복통을 진정시키는 작용을 한다. 생강은 또한 설사를 진정시키는 작용도 갖고 있다. 생강의 위장계통에 대한 강장작용은 잘 알려진 바 있다.

- 생강의 용도 중 가장 두드러진 것이 있다면 구역질이나 구토증을 막아주는 데 탁월한 효과를 낸다는 것이다 : 구토증과 비슷한 내용으로 멀미 및 어지럼증에도 생강의 효능은 이미 인정되어 있을 정도이다. 또한 임신 구토증에도 좋은 효과를 나타낸다. 실제로 임신 초기의 구토증에는 쓸 수 있는 약이 거의 없다. 그 이유는 약으로 인한 태아의 기형화가 염려되기 때문이다. 그러나 생강을 쓰면 임신 구토증을 안전하게 또 효과적으로 다스릴 수 있다는 것이 생강을 연구하는 사람들의 주장이다.

두뇌 건강에 좋은 건강음료 5가지

새로운 연구조사에 의하면 다음의 몇 가지 음료수는 뇌세포의 건강을 최대로 올려주는 데 효과가 있고, 이들 음료수를 정기적으로 마시면 뇌 기능이 좋아진다고 한다.

1. 사탕무(beet) 주스

어떤 조사에 의하면 사탕무 주스를 마시면 고혈압과 뇌졸중 예방에 좋게 작용한다고 한다. 한 전문 잡지(November 2010 Nitric Oxide : Biology and Chemistry)에 의하면 사탕무 주스를 마시면 뇌로 가는 혈류가 늘어난다고 한다. 사탕무 주스에 많이 함유되어 있는 물질 니트리트(Nitrates)가 몸속에서는 혈관을 이완시켜주는 물질(Nitrite)로 변하기 때문이라는 것이다. 영상법에 의하면 사탕무 주스를 마시게 되면 전두엽의 백질로 가는 혈류가 늘어나게 되는데 이 부분은 인식기능을 올려주는 기능을 갖고 있기 때문에 치매에 좋게 작용할 수 있다.

사탕무 주스에는 보통 사과가 함께 들어 있어 맛을 올려주게 된다. 니트리트(Nitrates)가 들어 있는 채소에는 캐비지, 브로콜리, 셀러리, 시금치 및 다른 녹색 채소들이 포함된다.

2. 당근 주스

당근 주스에는 높은 수준의 루테올린(Luteolin)이라는 물질이 들어 있어 뇌의 염증을 내려주는 것으로 되어 있다. 뇌에 높은 수준의 염증이 있게 되면 신경 단위를 해치면서 인식기능이 떨어지게 된다.

    루테올린의 효과를 알아보기 위하여 과학자들은 실험실 늙은 쥐에게 루테올린이 들어 있는 사료를 준 반면에 젊은 쥐들에게는 평상시 사료를 주었다. 늙은 쥐들은 기억을 관장하는 해마의 염증이 올라가 있게 마련이다. 한 전문잡지(August 4 2010, The Journal of Nutrition)에 의하면 늙었지만 루테올린을 먹인 쥐들은 기억력 테스트에서 높은 점수를 보여주었으며, 뇌의 염증 수준이 젊은 쥐들과 비슷하였다고 한다. 과학자들은 루테올린이 많이 들어 있는 음식생활을 하게 되면 나이와 함께 오게 되는 염증을 줄여주면서 인식기능의 개선이 오게 된다고 말하고 있다. 고추와 셀러리에도 루테올린이 많이 들어 있다.

3. 차

녹차나 흑차를 마시는 사람들은 나이와 함께 오는 정신기능 저하가 최고로 일 년에 37%나 낮아질 수 있다는 보고가 있다(July 2010, Alzheimer's Association International Conference on Alzheimer's Disease). 4809명에 달하는 참가자들을 대상으로 한 조사에서 하루에 1~3번의 차를 마신 사람들은 차를 전혀 마시지 않은 사람들과 비교해 볼 때, 이들의 인식기능 저하가 일 년에 32%나 줄어들었다고 한다. 이는 차 속에 들어 있는 산화 방지 역할을 하는 향색(Flavonoid)의 역할 때문에 베타-아밀로이드의 독성을 막아주기 때문이라고 여겨지고 있다.

4. 아싸이 주스

브라질에서만 생산되는 아싸이에는 안토시아닌(Anthocyanins)이 풍부하게 들어 있는데 이 성분이 뇌의 노화를 막아주는 것으로 보인다. 과학자들은 아싸이의 과육(Pulp) 추출물이 염증물질인 COX-2와 TNF-alpha를 막아주어 실험실 쥐의 뇌 노화를 막아주었다고 보고한 바 있다. 아싸이와 함께 딸기 및 블루베리에도 같은 성분이 들어 있어 뇌의 노화를 막아준다고 믿어지고 있다.

5. 붉은 포도주

붉은 포도주를 적당량(하루에 4온스 이하) 마시면 인식기능의 증진과 치매 위험을 줄일 수 있다고 한다. 한 전문 잡지(July 2010, Acta Neurologica Scandinavia)에 의하면 모두 5033명의 중년 남녀들에게 7년에 걸쳐서 포도주 소비와 인식기능 사이의 상관관계를 알아보았다고 한다. 그 결과 적당량의 적색 포도주를 마시는 남녀들에서는 인식기능의 저하가 그리 심하지 않았다고 한다. 이는 적색 포도주에 들어 있는 성분이 뇌세포의 생존을 도와주기 때문인 것으로 보인다.

또한 포도주 안에 포함되어 있는 알코올 역시 동맥경화를 막아주며 염증을 줄여주면서 뇌세포의 상해 또는 사망을 막아주기 때문인 것으로 보인다.

03

치매 이전의 삶을 사는 황금 룰 ②
두뇌가 늙지 않는 운동생활을 하라

신체활동을 할 때 치매 예방이나 기억력 증진에 도움이 된다는 연구 결과는 차고 넘친다. 그동안 다양한 연구조사나 과학적인 결과에 의하면 중간 정도 또는 강한 정도 강도의 신체활동을 할 때 치매 예방이나 기억력 증진에 도움이 되면서 정신적인 웰빙은 물론 몇 가지 정신질환 개선에 도움이 되는 것으로 보고되고 있다.

다음에 나오는 신체활동과 정신 건강에 대한 기술은 1995년 이후의 문헌들을 기초로 한 최신의 내용들이다.

요즈음 운동이란 말 대신 신체활동이란 용어를 많이 쓰

는 경향이 생겼다. 운동이라면 시간을 내서 어떤 목적을 갖고 하는 조직된 움직임을 말한다. 그런 반면 신체활동이란 운동을 포함해서 몸을 움직이는 모든 것이 다 포함된다. 일례로 정원을 가꾼다든지, 빨래를 한다든지, 아니면 집안 정리를 하는 것과 같이 어떤 목적에서라도 몸을 움직일 때 이를 두고 신체활동이라고 부르는 것이다.

신체활동이란?

• 어느 수준의 최저 운동량으로 모든 원인에 의한 사망률을 낮출 수 있을까?

일주일에 2~2.5시간, 중간 정도의 강도로 신체활동을 할 때 모든 원인에 의한 사망률을 내려주게 된다는 결론에 도달할 수 있었다. 더 나아가 더 빠른 걸음으로 운동할 때는 덜 빠른 걸음으로 운동할 때에 비하여 모든 원인에 의한 사망률이 더 낮아짐도 관찰되었다.

이 연구조사에 참여한 사람들의 평균 운동량은 중간 정도의 강도로 하는 신체활동을 일주일에 최소한 2시간 이상, 더 좋게는 2시간 30분 이상 할 때 모든 원인에 의한 사망률이 상당한 수준으로 낮아지게 된다. 어떤 연구조사의 결과가 보여주는 것은 일주일에 최소한 1~3번의 신체활동을 최소한 30분은 지속할 때 사망률이 상당한 수준으로 내려가게 되었다. 이 연구조사에서 남녀 간에 운동량의 차이는 없다. 걷기 운동은 모든 신체활동 중 가장 기본이 된다.

- 어떤 신체활동이 포함되나?

걷기가 가장 기본적인 신체활동이라면, 다른 신체활동의 범위는 어디까지가 모든 원인에 의한 사망률을 낮추는 데 도움이 되는지 알아보아야 할 것이다. 실제로 여기에는 여가시간 활동, 일터로 출퇴근하는 신체활동(걷거나, 층계를 오르거나, 자전거를 이용한 출퇴근 등), 일터에서의 작업, 집안일 및 사회활동에 들어가는 모든 신체활동이 다 포함된다. 즉 절대적인 안정을 취하는 경우를 제외한 모든 신체활동은 그 종류를 막론하고 다 포함되면서 모든 원인에 의한 사망률을 낮추어주게 된다. 다음과 같은 요약 및 결론을 얻을 수 있다.

- 역학적인 관찰이지만 신체활동과 모든 원인으로부터의 사망률 사이에는 확실한 과학적인 기반 위에 상관관계가 있다는 것이 밝혀진 것이다.
- 남자나 여자에 상관없이 신체활동이 아주 왕성한 사람들은 제일

떨어지는 사람들과 비교해 볼 때 사망률이 30%나 낮아진다.
- 이런 반비례 관계는 65세 이상 되는 사람들에게도 해당된다.
- 이런 반비례의 관계는 인종 간에 차이가 없다.
- 이번의 연구조사는 걷기를 포함한 여가시간 신체활동을 중심으로 이루어진 것이다. 그러나 신체활동의 종류와는 상관없이 전체 운동량이 사망률을 낮추는 데 가장 중요한 것으로 지적되고 있다.
- 사망률을 낮추려면 신체활동량을 중간 정도의 강도로 일주일에 최저로 2~2.5시간은 가져야 하는 것으로 드러난 바 있다. 걷기를 이용하여 여러 연구조사가 이루어진 바 있는데 일주일에 최소한 2시간은 걸어야 사망률을 낮추는 데 상당한 영향을 끼칠 수 있게 됨도 알려지게 되었다.
- 그러나 일주일에 2~2.5시간보다는 더 많은 시간의 신체활동을 할 때 더 큰 건강상의 이익을 얻게 된다.

- 일상생활 속의 활동 : 식사, 목욕, 옷입고 벗기, 대소변 보기, 침대나 의자에서 일어나기 등 단순한 몸 움직임이 여기에 속한다.

- 유산소 운동 : 산소를 필요로 하면서 에너지를 생산하는 기관을 써야 하고, 이 기관의 능력과 효능을 증진시키면서 종국적으로는 심폐 지구력을 늘려주게 된다.

- 무산소 운동 : 산소를 필요로 하지 않으면서 에너지를 생산하는 기관을 쓰고, 이 기관의 용량을 늘려주면서 격심한 운동을 할 때 발생하는 산·염기 불균형에 대한 내성을 올려주게 된다.

- 균형 훈련 : 정적 또는 역동적인 운동으로 스스로의 동작이나 아니면 주변환경으로부터 오게 되는 개인의 자세 변화나 불안정적인 자극으로부터 견뎌낼 수 있는 능력을 올려주는 운동을 말한다.

- 지구력 운동 : 큰 근육군을 어느 일정한 기간 동안 반복적이고 역동적으로 수축하는 운동으로 예를 든다면 걷기, 뛰기, 수영 등이다.

- 신축운동 : 관절을 최대한 범위까지 움직일 수 있는 능력을 올려주는 운동으로 일상생활을 살아가는 데 필요한 활동, 독립적인 삶을 영위하기 위한 여러 가지의 활동들을 포함한다. 예를 든다면 음식을 장만하고, 돈 관리를 하고, 식료품을 사오고, 전화를 하거나 집안일을 하는 것과 같은 것이다.

- 여가시간 신체활동 : 일상생활에 꼭 필요한 필수적인 신체활동이 아닌 신체활동을 의미한다. 예를 든다면 운동경기에 참여한다든지, 사교춤이나 정원 가꾸기 등 여가시간에 하는 신체활동을 의미한다.

- 생활습성 활동 : 하루를 보내는 동안에 어떤 마음을 먹고 별도의 신체활동을 하는 것을 의미한다. 예를 든다면 엘리베이터를 피하고 계단을 걸어서 올라간다든지, 주차장이 먼 곳에 주차를 한 후 걸어서 건물로 가는 것과 같은 신체활동을 의미한다.

- 저항 훈련 : 골격 근육의 크기, 힘, 지구력을 늘리기 위한 운동이다.

- 축적 : 어느 기간 동안의 신체적 활동이 누적되어 모인 전체적인 양을 의미한다. 예를 든다면 30분 걸리는 운동을 3번에 나누어서 10분씩 3번에 걸쳐서 한 후, 이를 모두 모은 양을 의미한다.

어떤 특정 신체활동이나 운동을 하는데 어느 정도 크기의 힘이 들어갔는지를 알아보는 것이다. 절대적인 강도와 상대적인 강도로 나누게 된다.

- **절대적인 강도** : 한 사람의 생리적인 능력과는 상관없이 절대적인 운동량을 측정하는 것이다. 보통 칼로리, MET, 단순하게 속도(예를 든다면, 한 시간에 10 킬로), 맥박 또는 킬로그램과 같이 무게로 표시한다.
- **상대적인 강도** : 한 사람의 생리적인 능력을 감안해서 표시하는 운동의 강도이다. 예를 든다면 유산소 능력과 신진대사 해당치 등이 여기에 속한다. 유산소 능력은 한 사람의 예측되는 최고치 맥박수로 표시된다. 때로는 신체활동이나 운동을 한 사람이 주관적으로 얼마만큼의 운동을 했는지 알아보는 방법도 있다. 보그 비율(Borg scale)을 써서 유산소 운동이나 근육강화 운동 때 사용한다.
- **신진대사 해당치**(MET=Metabolic Equivalent Tasks) : 휴식하고 있을 때의 에너지 소비량을 기준으로 하는데, 산소 소비량 3.5cc/Kg 체중/분을 의미한다(3.5cc/Kg body weight/minute). 운동의 강도를 측정하는 데 쓰이는 단위이다.

신체활동의 영향

- 신체활동이 인식작용과 치매에 미치는 영향

인식을 달리 풀이할 수도 있겠지만 인식이란 정보의 선택, 조작 및 저장 과정으로, 이로 인한 경험이 행동을 어떻게 인도하는지에 대한 개념이라고 볼 수 있다. 즉 인식능력은 한 사람에 속하는 기능적인 자산으로 이를 직접 관찰할 수는 없는 대신에 이를 통한 행동을 관찰하므로 간접적으로 알 수 있게 된다.

이 제목에 대하여 중요하게 등장하는 질문은 자연스럽게 신체활동이 인식기능 저하를 막아줄 수 있는지 여부일 것이다. 이에 대한 답변은 "그렇다."라는 것이다. 1995년 이후에 실시된 여러 연구조사 결과가 보여주는 것은 신체활동의 수준에 따라서 건강한 사람들의 인식기능의 저하와 치매로 진행되는 것을 막아준다고 한다. 4개의 연구조사는 긍정적인 결과를 얻은 반면에 2개의 연구조사는 같은 결론을 얻지 못한 바 있다.

치매에 관련된 11개의 연구조사들 중 7개는 신체활동이 치매로 발전하는 것을 막아준다는 결론을 내린 바 있고, 16개의 다른 연구조사들 중에서 9개 역시 긍정적인 결과를 보여준 바 있다. 신체활동과 치매 사이의 연구조사가 보여준 것은 알츠하이머 치매가 뇌의 혈관질환으로 인한 치매에 비하여 더 긍정적이었다.

신체활동은 인식작용이 떨어지는 것과 치매로 발전하는 것을 막아주는 데 도움이 되는 것은 물론, 신체활동이 인식작용의 기능을 올려주면서 치매로부터 오는 증상들을 감소시켜 주기도 한다. 여러 연구조사들의 메타-분석에 의하면 신체활동이 치매 상태가 진행되는 것과는 상관없이 치매의 증상을 완화시켜 준다는 것이다.

노인들이 신체활동을 하게 되면 인식 기능 역시 항진된다는 여러 연구조사 결과가 나와 있다. 신체활동이 인식 기능을 증진시켜 주는 정도는 젊고 건강한 사람들보다는 노인들에게서 더 확실하게 두드러졌다. 또한 신체활동을 통한 일반 건강이 증진되는 것 역시 치매 환자에게 긍정적으로 작용하게 된다.

아포라이포프로테인 E4(Apolipoprotein=ApoE4)는 알츠하이머 치매로 가는 위험요소이다. 그런데 한 개인이 ApoE4 대립유전자(Allele)를 두 카피나 갖고 있으면 ApoE4 대립유전인자를 하나만 갖고 있는 사람이나 아니면 정상적인 사람에 비하여 알츠하이머 치매로 발전할 위험도가 아주 높아지게 된다.

일단의 연구조사 결과가 보여주는 것으로 ApoE4 대립유전인자를 갖고 있는 사람들에게는 신체활동이 별 도움이 되지 않는다고 하는 반면에, 그 반대로 ApoE4 대립유전인자를 갖고 있는 사람들에게는 신체활동이 더 큰 도움을 준다는 보고도 있다.

이렇게 상반되는 연구조사 결과는 있지만 신체활동이 어떤 식으로든지 인식활동에 도움을 준다고 믿어지고 있다. 어떤 운동이 인식작용과 치매에 더 긍정적으로 작용하는지에 대하여는 별로 알려진 바가 없다.

- **신체활동이 정신건강에 미치는 영향**

신체활동은 치매의 발전을 늦추어 주는 효과만 있는 것이 아니라 다른 중추신경질환들, 예를 든다면 다발성 경화증 또는 파킨슨씨병으로부터 오게 되는 불구와 사망률도 낮추어준다. 또한 이런 질병으로부터 오는 부정적인 요소들도 감소시켜 주면서 삶의 질을 올려주게 된다.

그러나 알츠하이머 치매나 다른 치매에서 볼 수 있는 신체활동의 운동량으로부터 오는 긍정적인 영향을 다른 중추신경질환에서는 볼 수 없다. 그러나 다발성 경화증이나 파킨슨씨병과 같은 중추신경질환들도 신체활동으로 자신감을 찾을 수 있고, 아울러 피로감을 덜 느끼게 된다. 현재 충분한 자료가 보여주는 것은 앞으로 이들 병에 대한 좀 더 광범위하고 깊은 내용의 연구조사가 있게 되면 상당히 긍정적인 결과를 얻게 될 가능성이 높아 보인다.

심각한 중추신경질환을 앓고 있는 사람에게 자신감을 심어준다는 것은 상당한 의미를 갖고 있다. 신체활동을 통한 자신감을 되찾을 수 있다면 이런 질병들과 싸우는 데 큰 도움이 될 것이다. 신체활동을 하게 되면 만성적인 피로감에도 도움이 된다는 작지만, 긍정적인 연구조사 결과도 있다.

- 신체활동과 우울증

사람들이 우울증에 빠지게 되면 신체활동이 줄어들게 된다. 이때 규칙적인 신체활동은 우울증 증상과 함께 중증 우울증의 시작을 막아줄 수 있다는 것이다.

신체활동이 우울증을 갖고 있는 사람, 건강한 사람, 또는 정신질환은 없이 만성질환을 갖고 있는 사람들의 우울증 증상을 완화시켜 준다는 여러 연구조사 결과가 있다. 어느 정도의 신체활동을 해야 우울증 증상을 완화시켜 줄 수 있는지에 대하여는 아직 알려진 바 없다. 그러나 규칙적인 신체활동을 할 때 우울증 증상이 많이 완화되는 것으로 나타나고 있다.

우울한 기분과 함께 인생에서 아무런 재미를 찾지 못하는 상태가 2주 이상 지속될 때 중증 우울증이라고 할 수 있다. 중증 우울증의 다른 증상으로는 식욕, 성욕, 수면, 에너지 수준 및 집중력의 이상 변화와 함께 가끔 자살충동을 갖게 된다. 경우에 따라서는 불안증과 안절부절이 우울한 기분에 앞서 나타나기도 한다. 또한 우울한 기분이 음주, 심각한 정도의 공포, 성급함, 강박관념 및 신체 증상들에 비하여 덜 두드러질 때도 있다.

슬픔으로 인하여(2달 이내), 약 복용으로 인하여 또는 갑상선 질환, 심장질환, 당뇨병, 다발성 경화증, 간염 또는 류마티스관절염과 같은 신체적인 질환으로 인하여 오게 되는 우울증은 중증 우울증으로 분류되지 않는다. 노인들에게 오는 우울증은 중증 우울증의 정의와는 잘 맞아 들어가지 않는다. 그러나 많은 경우에 노인들에게서 준 우울증과 같은 증상뿐 아니라 중증 우울증도 종종 보게 된다.

- 신체활동과 불안증

불안증이란 근심과 걱정스러운 생각과 함께 이로 인한 흥분, 긴장감과 함께 자율신경의 활성화로 인한 여러 가지의 증상을 동반하게 된다. 불안증은 여러 단계의 증상이 있을 수 있다. 예를 든다면 다음과 같은 불안증들을 생각해 볼 수 있다.

- **특수한 공포** : 실질적인 위험요소는 없음에도 불구하고 어떤 사물, 장소 및 상황에 강한 공포심을 갖게 될 때.
- **사회적인 공포** : 즐길 수 있는 활동을 피하면서 사회적으로 주목받는 것을 피하고 지나친 창피함으로 마음고생을 할 때.
- **일반적인 불안증** : 6개월 이내로 진행되는 일상생활에서 맛볼 수 있는 보통 일에 지나친 걱정을 할 때.
- **공황상태** : 예고 없이 찾아오는 반복되는 격심한 공포심과 이로 인한 육체적인 증상으로 공공장소와 사람들을 피하게 됨.
- **강박신경장애** : 억제가 안 되고 반복적인 원치 않는 생각과 함께 각박한 행동으로, 이를 완화시키기 위한 반복적인 의식.
- **외상후 스트레스 장애(PTSD)** : 심한 스트레스 경험 후 지울 수 없는 기억과 함께 불면증 등의 증상이 장기간 지속될 때 등이다.

일생에 걸쳐서 한 번도 불안증을 느껴보지 않았다고 말할 수 있는 사람들은 거의 없을 것이다. 또한 불안증 한 가지만 갖고 있을 때보다 다른 육체적인 병들이나 우울증과 같은 정신질환을 갖고 있을 때 불안증을 같이 갖게 되는 것이 보통이다.

이때 적당한 신체활동은 불안증의 증상은 물론 불안증으로 발전하는 것을 막아주게 된다. 이는 1995년부터 12만 1000명을 상대로 실시한 연구조사를 통해서도 알려진 바 있다. 호주에서 실시된 한 연구조사가 보여주는 것은, 강한 강도의 신체활동을 일주일에 3시간 이상 하는 사람들은 신체활동을 하지 않는 사람들에 비하여 불안증을 53%나 줄일 수 있었다고 한다. 한편, 독일에서 이루어진 연구조사에 의하면 신체활동을 하는 사람들은 신체활동을 하지 않는 사람들에 비하여 불안증이 48%나 낮았다고 한다.

신체활동은 불안증의 증상도 완화시켜준다. 1995년 이후에 있었던 불안증과 신체활동 사이의 연구조사 결과에 의하면 신체활동이 불안증을 완화시켜 주는 데 큰 작용을 한다는 것이다. 한 실험에서는 공황으로 고생하는 46명의 사람들을 모집한 후 이들에게 10주에 걸쳐(일주일에 3번) 걷기, 뛰기 프로그램에 참여시킨 후 살펴본 결과 불안증이 많이 완화되었다고 한다. 신체활동이 불안증 완화에 주는 영향은 나이, 성별 및 다른 의학적인 질병 상태와는 별도로 작용했다.

- 신체활동과 수면과의 관계

수많은 사람들이 불면증으로 고생하고 있다. 불면증이란 현대인들이 겪으면서 살아가야 할 하나의 통과의례인지도 모른다. 그러나 규칙적인 신체활동을 하는 사람들은 잠을 잘 자게 되며, 수면 무호흡증에도 도움이 된다.

많은 질병들, 특히 정신신경질환들이 불면증을 초래한다. 모든 건강계획은 양질의 수면이 전제되어야 한다. 그러나 불면증을 갖고 있으면서도 이를 모르고 의사의 처방 없이 살 수 있는 약들을 복용하면서 방치하고 있는 경우도 얼마든지 있다.

신체활동이 양질의 수면을 유도한다는 증거들은 많다. 그러나 이 둘 사이의 시간적인 관계에 대하여는 알려진 바가 없다. 그러나 한 연구조사에서 밝힌 바에 의하면 신체활동의 증가는 불면증을 40%나 감해주었다고 한다. 또한 활발한 활동을 하는 사람들은 비활동적인 사람들에 비하여 잠드는 시간이 짧아지면서 도중에 깨어나지 않고 좋은 잠을 유지하는 데 도움이 된다는 것이다.

신체활동을 제대로 하는 사람들은 4~13분에 걸친 짧지만 강력한 신체활동을 하더라도 수면의 질이 좋아질 수 있다는 연구조사도 있다. 또한 한 시간 이상의 운동을 하게 되면 수면시간이 길어진다는 보고도 있다.

특별한 질병을 갖고 있지 않으면서 불면증으로 고생하는 노인들에게는 신체활동의 증가가 좋은 수면을 가져다주게 된다는 연구조사 결과가 있다. 또한 우울증으로 고생하면서 불면증을 같이 갖고 있는 노인들 역시 신체활동을 증가시키면 좋은 잠을 자게 될 가능성이 올라가게 된다는 연구조사 결과도 있다.

• 신체활동과 모든 원인에 의한 사망

미국에서나 전 세계적으로 볼 때 심장병과 암에 의한 사망률이 가장 높아 전체 사망률의 43%나 된다. 생물학적인 면에서 볼 때 이 두 가지 질병의 발병을 낮추어 줄 수 있는 신체활동에 대한 이해를 할 때 모든 원인에 의한 사망을 줄일 수 있게 될 것이다. 신체활동과 모든 원인에 의한 사망과는 반비례의 현상이 있음을 보여주었다.

신체활동으로 얻을 수 있는 이점들

신체활동을 통해서 얻을 수 있는 이점들에 대한 이해를 함으로써 신체활동을 제대로 할 수 있는 터전이 마련됨과 동시에 동기도 부여될 수 있을 것이다. 또한 신체활동을 통하여 얻을 수 있는 이점들을 알게 되면 사람들의 마음속에 간직하고 있던 여러 가지의 의문사항들에 대하여도 도움을 주게 됨으로써 신체활동을 할 때 좀 더 즐거운 마음으로 임할 수 있게 될 것이다.

여러 가지의 과학적인 실험과 문헌을 통하여 밝혀진 바에 의하면 습관적으로 운동하는 사람들의 건강이 가만히 앉아 있는 생활습성을 갖고 있는 사람들에 비하여 훨씬 더 건강하다는 근거는 차고 넘친다. 성인들과 노인들에서도 규칙적인 운동을 하는 사람들은 모든 사망원인을 포함하여 고혈압, 성인 당뇨병, 심장질환, 뇌졸중, 신진대사증후군, 대장암, 유방암 및 우울증에도 운동을 하지 않는 사람들에 비하여 낮아진다는 보고가 있다. 특히 활발한 운동생활을 하는 노인들은 건강기능, 넘어지는 비율 및 인식기능에서 운동생활을 하지 않는 사람들에 비하여 월등하게 좋은 편이다.

• 운동량에 따른 건강상의 이점들

하루에 30~60분 정도의 적당한 강도 또는 강력한 강도의 운동을 일주일에 5일을 할 수 있다면 많은 사람들에게 상당한 건강상의 이점을 주게 된다는 과학적인 근거가 있다. 이 정도의 운동을 하게 되면 대장암이나 유방암 예방에 도움을 줄 수 있다. 그러나 일주일에 3~5시간의 적당하거나 강력한 강도의 운동을 하게 되면 체중조절에도 상당히 큰 도움을 얻게 된다. 더 많은 운동을 하면 더 큰 이득을 얻을 수 있다는 것이 최근의 추세이다.

• 신진대사 해당치(MET)란 무엇인가?

신진대사 해당치에 대한 이해를 하게 되면 운동의 강도에 대한 이해를 쉽게 할 수 있다. 신진대사 해당치인 MET는 휴식 때 사용되는 산소량(3.5cc/Kg)을 기준으로 한다. 휴식하고 있을 때의 MET를 1로 잡았을 때를 기준으로 다른 신체활동의 강도를 상대적으로 알게 된다. 예를 든다면 잠 잘 때의 MET는 0.9이고, TV를 시청할 때는 MET 1.2가 된다. 상당히 빠른 걸음으로 걷는(3마일=4.8킬로 시속) 경우는 MET 3.5가 되고, 더 빠른 걸음(4마일=6.4킬로 시속)이면 MET 5가 된다.

MET가 결정된 다음에는 운동시간을 분으로 계산하여 둘을 곱하면 전체 MET가 결정된다. 예를 든다면 TV 시청을 30분 했다면 1.2×30=MET 36이 되고, 아주 빠른 걸음으로 4마일(6.4킬로 시속)을 30분 동안 걸었다면 4×30=MET 120이 될 것이다. 그런 속도로 일주일에 5일을 걸었다면 120×5=MET 600이 되면서 많은 건강상의 이익을 얻게 될 것이다.

더 강한 운동을 했을 때 얻는 건강상의 이익은 덜 강한 운동을 했을 때보다 더 많은 이익을 얻게 된다. 일정한 시간에 같은 종류의 신체활동을 하더라도 더 강한 신체활동을 할 때 덜 강한 신체활동을 할 때에 비하여 더 많은 심폐 체력의 증진을 가져오게 된다.

그러나 운동량을 늘리는 데 따른 상해위험이 따르게 됨을 유의해야 한다. 특히 그동안 운동을 전혀 하지 않던 사람이 급격히 강도 높은 운동을 하게 되면 상해위험이 훨씬 더 커지게 된다.

- 유산소(지구력) 운동을 증가시킬 때 얻을 수 있는 가장 큰 이익은 무엇인가?

심폐기능의 증진을 들 수 있다. 심장과 폐를 통하여 산소를 공급해주는 능력과 효능이 늘어나게 된다. 심폐기능의 개선은 모든 사망원인을 줄일 수 있게 되며, 또한 각종 만성질환을 예방하는 데 도움이 된다. 또한 인슐린 예민도, 성인 당뇨병, 이상지질, 고혈압 등의 생체표식에 호전이 오게 됨을 관찰할 수 있게 된다.

대부분의 신체활동은 모든 사망원인, 관상동맥 심장질환, 뇌졸중, 고혈압, 유방암 및 대장암, 그리고 우울증에 긍정적으로 작용한다는 1995년도의 연구조사 결과가 있다. 일주일에 MET 500~1000을 유지하게 되면 질병위험도를 상당히 낮출 수 있게 된다. 특히 뇌로 가는 혈관을 튼튼하게 해주면서 뇌의 혈액공급을 원활하게 만들어주게 된다.

- 저항(근육강화)운동의 건강상 이점들은 무엇인가?

나이와 상관없이 근육과 뼈의 내용을 충실하게 만들어 준다. 퇴행성관절염을 갖고 있는 성인들이나 노인들이 저항운동을 하게 되면 근육의 힘, 관절통, 뻣뻣함 및 기능에서 개선이 오게 됨을 볼 수 있게 된다. 이때 균형운동을 같이 하게 되면 노인들이 넘어지는 것을 막아주게 된다. 체중조절을 하는 사람들도 저항운동을 하게 되면 체중조절에 많은 도움을 주게 된다. 그러나 저항운동 한 가지만으로 체중조절을 달성할 수는 없다. 최근의 보고에 의하면 저항운동이 기억력 증진에 큰 도움이 된다고 한다.

- 신축운동이 건강에 좋은 면은 무엇인가?

체력증진에 신축운동이 빠져서는 안 된다. 그러나 신축운동 한 가지만으로 얻는 이익은 별로 없다. 신축운동은 운동으로 오는 상해를 줄여 줄 수 있다.

규칙적인 신체활동을 통한 구체적인 건강상의 이익들

- 낮아지는 조기 사망 위험
- 낮아지는 뇌졸중 위험
- 낮아지는 고지질 위험
- 낮아지는 신진대사증후군 위험
- 낮아지는 유방암 위험
- 식이요법과 함께 체중 감량
- 넘어지는 것 예방
- 인식기능의 개선
- 복부 비만 감소
- 낮아지는 폐암 위험
- 골밀도의 증가
- 체중 감량 후 정상체중 유지에 유리
- 낮아지는 관상동맥질환 위험
- 낮아지는 고혈압 위험
- 낮아지는 성인성 당뇨병 위험
- 낮아지는 대장암 위험
- 과체중 예방
- 심폐 및 근육 체질 강화
- 우울증 감소
- 기능 건강 증진(노인들)
- 낮아지는 고관절 골절 위험
- 낮아지는 자궁내막암 위험
- 양질의 수면 가능

04

치매 이전의 삶을 사는 황금 룰 ③
두뇌가 늙지 않는 질 좋은 잠을 자자

건강계획을 세울 때는 4가지 계획을 반드시 세워야 한다.

첫째는 음식이요, 둘째는 운동이며, 셋째는 잠을 잘 자기 위한 계획이고, 넷째는 스트레스 해결에 대한 계획이다. 면역성을 높이려는 계획을 세울 때에도 역시 음식, 운동, 잠 및 스트레스 해결을 먼저 세워야 한다. 즉 잠을 잘 잔다는 것은 모든 건강계획의 근본이 되어야 한다. 불면증을 그대로 둔 채 건강계획을 세우는 것은 사상누각과 다름없다. 음식을 잘 골라서 먹고, 적당한 운동을 하면서, 스트레스 해결에 대책이 서있고, 또한 잠을 잘 자게 된다면 우리 몸은 자연스럽게 건강하게 될 것이다. 면역력도 저절로 올라가게 될 것이다.

• 잠과 면역성

잠에 대하여 새롭게 밝혀지고 있는 사실들이 너무나 많다. 인간들이 왜 잠을 못 자는지, 여러 가지 기록에 의하면 옛날부터 인류는 잠을 잘 자지 못한 것으로 드러나고 있다. 그렇다면 불면증은 인류의 역사와 같이 가는 것인지, 밤과 낮이 있음으로 해서 잠을 자는 것인지, 밤 늦게까지 활동하는 현대인들의 잠과 초저녁부터 잠을 잤던 옛 인류와의 차이는 무엇인지, 왜 사람에 따라서 잠자는 시간이 다 다른지, 동물들도 잠을 못 자는 경우가 있는지, 또한 이로부터 오는 부작용이 있는지, 동물들은 불면증이 올 때 어떻게 하는지 등등 불면증에 대하여 알아보아야 할 것들도 여러 가지다.

적잖은 사람들이 몇 가지 영양보충제를 복용하면 면역력이 올라간다고 믿고 있다. 이런 면으로 과대광고를 하는 경우도 많이 있다. 그러나 우리 몸의 면역력이란 운동을 통해서 특정 근육을 키우는 것과는 분명 다르다. 그렇게 간단하게 면역력이 올라가는 것은 절대로 아니다.

만성 불면증에 걸린 사람이 감염증에 걸리면 회복되는

기간이 오래 걸린다. 면역력이 떨어진 상태에 있기 때문이다. 1995년에 있었던 한 연구조사 결과에 의하면 자연살상세포의 활동이 만성 불면증을 갖고 있는 사람들에게서 가장 낮았고, 우울증을 갖고 있는 사람들에게는 그 다음으로 낮았음을 발견한 바 있다. 또한 잠을 못 잔 바로 이튿날에도 자연살상세포의 숫자가 약간 낮아짐이 관찰되었다. 수면과 면역의 관계를 명확하게 보여주는 결과이다.

잠을 잘 잔다는 말은 제3기와 제4기의 델타수면(깊은 수면)을 취할 수 있다는 말이고, 또한 REM 수면을 취한다는 뜻을 갖고 있다. 델타수면을 취할 때 성장호르몬이 나오면서 온 몸에서 치유가 일어난다. 치유 중에서 가장 차원이 높은 치유는 예방차원의 치유라고 볼 수 있다.

• 잠과 감기

우리는 본능적으로 잠을 설쳤을 때 감기에 더 잘 걸린다는 것을 알고 있다. 예를 든다면 일주일에 걸친 시험을 치르다 보면 많은 학생들이 감기에도 잘 걸릴 뿐 아니라 입안이 허는 병에도 걸리게 된다.

마찬가지로 직장에서 장기간 여행과 무리한 업무를 처리하다 보면 감기에 잘 걸리거나 입안이 허는 일을 종종 목격하게 된다. 갓난아기를 막 낳은 여성들이 목감기 등에 잘 걸린다는 것도 우리는 익히 알고 있다. 그 원인이 어디에 있을까? 이에 대하여 영국에서 다음과 같은 연구조사가 있었다.

지원자들을 모집해서 모든 경비를 다 지불한 후 일주일 동안 경치 좋은 유원지의 좋은 호텔에 머물게 했다. 그러나 이들은 코에 감기 바이러스를 넣어서 감기에 걸릴 수 있고 이를 측정하기 위함이라는 조건이 붙었다. 같은 감기 바이러스를 실험실 안의 통제된 상태에 있는 사람들에게도 투여하고 그 결과를 비교해 보았더니, 여러 가지 건강에 관한 사항들 중에서 가장 중요한 것이 잠이라는 것을 발견하게 되었다. 즉 어떻게 잠을 잘 자는지의 여부와 감기에 걸리는 것은 과학적인 근거가 있다는 것이 증명된 것이다.

동물실험을 통해서 잠과 면역성에 대한 연구조사를 한 적이 있다. 미 국립보건원에서는 실험실 쥐를 40일 동안 잠을 재우지 않았더니 온몸에 세균이 퍼져 있었고, 마치 말기 병에 걸린 것처럼 되더라는 것이다. 같은 실험을 통해서 알려진 바에 의하면 5일 동안 잠을 재우지 않았더니 실험실 쥐의 복강 내 임파선에 대장균이 보이기 시작했다고 한다. 건강한 쥐에서는 볼 수 없는 현상인 것이다. 즉 수면 부족과 면역력과의 상관관계를 증명한 것이다.

• 잠과 면역성과 장수와의 관계

1950년대 미국 암협회에서는 100만 명의 사람들을 상대로 대형 역학조사를 한 바 있다. 지원자들을 미 전역에서 골고루 뽑은 다음에 잠, 음식, 운동, 흡연 여부 및 다른 여러 가지 건강에 관련된 요소들을 포함한 다양한 사항에 대하여 6년에 걸쳐서 한 연구조사였다. 6년 후에 많은 사람들이 죽었다. 이들의 사망요인들을 분석해 본 결과 여러 가지 건강에 관련된 사항들 중 잠에 관련된 사항들이 가장 두드러진다는 것을 알게 되었다.

하룻밤에 4시간 이내로 잠을 자는 사람들과 9~10시간 이상 잠을 자는 사람들의 수명이 가장 짧았으며, 하룻밤에 평균 7~8시간의 잠을 자는 사람들의 수명이 가장 길게 나타난 것이다. 이 같은 결과는 다른 연구조사에서도 여러 번에 걸쳐서 확인된 바 있다.

최근에 핀란드에서 있었던 잠과 건강에 대한 연구조사를 보면 위의 연구조사와 비슷한 결과를 얻을 수 있다. 36~50세 사이의 연령층의 사람들 1600명을 상대로 한 이 연구조사의 결과는 다음과 같다. 잠을 잘 자는 사람과 잠을 잘 못 자는 사람들과의 결과이다. 남자는 6.5배, 그리고 여자는 3.5배에 걸쳐서 각종 건강상 문제가 발견된 것이다.

이 연구조사의 결론도 하룻밤에 평균 7~8시간의 잠을 자는 사람들의 평균수명이 가장 길었다는 것이다. 그 원인에 대하여 앞으로 더 많은 연구조사가 있어야 하겠지만 현재로서 내릴 수 있는 잠정적인 결론은 적정선의 잠을 제대로 자야만 면역력이 올라가고, 그 결과 건강이 좋아진다는 것이다. 건강이 좋은 사람이어야 장수를 하게 됨은 너무나 당연한 이치일 것이다.

불면증이란?

잠이 빛과 밀접한 관계를 갖고 있듯이 불면증도 빛과 밀접한 관계를 갖고 있다. 지금부터 약 130년 전에 토마스 에디슨이 전구를 발명하였다. 그 이후로 인간의 밤의 역사가 달라지게 되었다. 전구 발명 이전, 인류는 지금보다 약 1시간 정도 잠을 더 잤다. 즉 8~9시간 정도 잤던 것이다. 밤이 길었고 또 별로 할 일이 없는 어두운 밤에는 잠자는 이외에는 할 수 있는 일이 별로 없었다.

에디슨이 한 일 중 한 가지는 사람들의 밤의 일부를 없애면서 늦게까지 활동하게 함으로써 수면시간을 단축시킨 것이라고 볼 수 있다. 일부에서는 사람들의 수면시간이 단축되었지만 인간의 건강에는 아무런 영향도 끼치지 않고 있다고 말하고 있는 반면에, 어떤 사람들은 단축된 수면시간이 현대의 속도감을 더하는 데 크게 기여했다고 말하고 있다. 단축된 수면시간이 인간들의 건강에 어떤 영향을 끼치고 있고, 단축된 수면시간이 인류의 문화에 어떻게 구체적인 영향을 끼치고 있는지에 대하여는 아직 좀 더 긴 세월이 지나야 그 결과를 알 수 있을 것이다.

많은 사람들은 얼마나 수면을 취해야 적당한지에 대하여 알고 싶어 한다. 이에 대한 답변으로 수면시간은 각 개인에 따라 크게 차이가 난다는 것이다. 한 사람의 수면시간을 다른 사람에게 그대로 적용시킬 수 없다. 하루에 6시간보다 덜 자는 사람이 있는가 하면 하루에 9시간 이상을 자야 되는 사람도 있다. 10명 중 2명은 하룻밤에 6시간 미만의 잠을 자고 있고, 10명 중 1명은 하룻밤에 9시간 이상의 잠을 자고 있다. 에디슨과 나폴레옹이 하룻밤에 4~6시간을 자면서도 큰일들을 해냈고, 20세기 최고의 천재인 아인슈타인을 비롯해서 여러 예술가들은 하룻밤에 9시간 이상을 자야 그들의 창작활동을 할 수 있었다고 한다.

잠을 길게 자는 사람이 하룻밤에 8시간만 자면 그 이튿날에 활동을 제대로 하지 못할 지경이 된다고 한다. 결론적으로 모든 사람들의 수면시간은 개인에 따라 크게 차이가 난다고 말할 수 있다.

옛사람들과 현대인들의 불면증에는 다른 면들이 있다. 옛날에도 사람들이 불면증으로 고생했다는 여러 가지 기록들이 있다. 그러나 옛날 사람들과 현대인들의 불면증 사이에는 근본적으로 다른 면이 몇 가지 있다. 옛날 사람들은 현대인들이 살고 있는 환경과는 완전히 다른 생활을 하고 있었다.

첫째, 현대인들은 현대문명의 특징인 전등불이 아무 곳에나 있어 잠자기에 적당한 조명과는 거리가 먼 환경 속에서 살아가고 있다.

둘째, 현대문명의 특징 중 또 하나인 각종 하이테크 산업은 24시간 운영을 하지 않으면 경제적으로 맞지 않게 된다. 따라서 24시간 일하는 사람들이 있어야 하고, 결과적으로 저녁시간과 밤 시간에 일하는 사람들이 항상 있어야 한다.

셋째, 현대인들은 생활의 속도가 빠르기 때문에 침대에 올라가서도 아직도 피로가 덜 풀려 있다.

불면증의 원인들

불면증의 원인들은 수없이 많다. 이들에 대하여 일일이 다 설명할 수는 없다. 그중 가장 중요한 것들을 간추려서 알아본다.

• **카페인 중독** : 커피 등 카페인이 들어 있는 음료수나 음식물을 섭취했을 때 잠이 안 온다는 것은 누구나 알고 있는 사실이다. 그러나 그 정도가 예상했던 것보다 훨씬 더 심각하다는 것을 알고 있는 사람들은 그리 많지 않을 것이다. 카페인이 들어 있는 음식은 우리가 알고 있는 것보다 훨씬 더 널리 퍼져 있다. 커피를 비롯해서 대부분의 청량음료, 초콜릿, 대부분의 차(녹차를 비롯해서 많은 약차, herb tea), 많은 약들에 카페인이 들어 있다.

카페인은 섭취한 후 15~30분 후부터 효과가 나타나기 시작하고 1시간 후에 혈중농도가 최고치에 달한다. 카페인의 반감기는 약 3~7시간 정도이다. 따라서 커피를 마시는 사람들은 자주 커피를 마심으로써 카페인의 혈중농도를 높게 유지하려는 무의식적인 노력이 있게 된다. 또한 커피를 오후 늦게까지 마시는 사람들은 취침시간이 된 후에도 아직 카페인이 몸속에 남아 있게 된다. 즉 잠자는 데 많은 지장을 받게 되는 것이다.

카페인에 대한 감수성은 사람마다 다르다. 그러나 대개 나이를 먹을수록 카페인에 대한 감수성이 예민해진다. 전에는 괜찮았는데 무슨 영향이 있느냐고 말할 수 없는 것이다. 불면증이 있는 사람은 카페인을 제거한 커피를 마셔야 한다. 그러나 카페인을 제거했다고 해도 약 10%의 카페인은 그대로 남아 있게 된다. 카페인에 아주 예민한 사람들은 카페인을 제거한 커피를 마시고도 잠을 못 자는 수가 있다.

• 술 중독 : 많은 사람들이 술은 뇌에 대한 진정작용을 하니까 잠자는 데 도움이 된다고 믿고 있다. 그러나 사실은 결코 그렇지 않다. 술은 잠의 질을 떨어뜨리고 잠을 방해하는 성질을 갖고 있다. 술은 뇌에 대한 진정작용을 함과 동시에 뇌를 흥분시키는 작용도 같이 하기 때문이다. 적은 양의 알코올은 진정작용을 하는 반면에 많은 양의 알코올은 흥분작용을 한다. 또한 알코올의 진정작용은 밤새 지속되지 못한다. 도중에 몸속의 알코올이 떨어지게 된다. 알코올의 진정작용이 끝나고 난 후에는 알코올이 분해되어서 나온 물질이 뇌를 자극하게 되므로 결국 잠에서 깨어나게 된다. 결론적으로 말한다면

술로 잠을 청하는 방법은 좋지 않다고 할 수 있다.

• 담배 중독 : 담배가 건강에 나쁘다는 것은 누구라도 다 안다. 모든 암의 약 30%가 담배로부터 오며, 폐기흉, 고혈압, 심근경색증, 뇌졸중, 당뇨병, 골다공증, 우울증, 남성들의 발기부전증 등의 병을 일으킨다. 또 담배를 피우는 사람은 냄새와 맛을 잃게 되면서 심한 입 냄새를 유발한다. 담배를 피우는 사람들의 평균수명은 담배를 피우지 않는 사람들보다 6년이나 짧다는 통계도 나와 있다.

그러나 담배가 잠을 방해하는 주범이라는 사실을 아는 사람들은 드물다. 여유를 갖기 위하여 담배를 피운다는 사람들이 많이 있다. 니코틴은 두 가지 이유로 잠을 방해한다.

첫째, 담배의 주성분인 니코틴은 중추신경 흥분제이다. 니코틴의 흥분작용은 카페인과 맞먹을 정도이다. 니코틴은 맥박과 혈압을 올리면서 온몸을 일깨우는 역할을 한다. 즉 잠을 촉진하는 것이 아니고, 오히려 잠을 깨우는 역할을 하는 것이다.

둘째, 니코틴은 중독성이 아주 강한 물질이다. 밤에 자다가 몸속의 니코틴이 떨어지면 금단현상이 나타나고 이로 인해 잠에서 깨어나게 된다. 심한 사람은 자다가 깨어서 담배를 피우는 경우도 있다. 니코틴 금단현상으로 잠에서 깨어나고, 다시 피운 담배로 인하여 니코틴의 새로운 흥분작용으로 다시 잠들기 힘들게 된다. 담배를 피우면서 좋은 잠을 자겠다는 생각은 버려야 한다.

- 스트레스 : 잠을 잔다는 것은 몸과 마음이 완전히 이완되었다는 뜻이다. 몸이나 마음 둘 중에서 하나라도 완전히 이완이 되어 있지 않으면 잠들기 힘들게 된다. 몸의 이완은 근육의 이완을 뜻한다. 근육을 이완시키는 여러 가지 방법이 있지만 그중의 하나가 명상법과 복부호흡을 통한 방법이 있다. 마음의 이완 역시 명상법과 복부호흡을 통해서 얻을 수 있다. 즉 심신 모두가 명상법과 복부호흡으로 이완을 얻게 된다.

- 불안 : 불안으로 인하여 스트레스가 올 수 있다. 즉 스트레스의 원인 중 불안이 차지하는 몫이 상당히 크다. 따라서 이를 따로 떼어서 생각해 보자. 살아가다 보면 여러 가지 상황에 처하게 되고 복잡한 감정이 따라오게 된다. 자기도 모르게 불면증이 오게 된다. 어떤 상황은 별 것이 아닌 것일 수도 있고, 어떤 상황은 쌓인 감정이 원인이 될 수 있고, 때로

는 걱정과 불안이 초래되어 잠을 못 자게 된다.

불안이란 무엇인가? 불안은 공포와 걱정 때문에 온다. 불안은 아직 오지 않은 상태에 대한 걱정이라고 말할 수 있고, 공포란 와 있는 상태에 대한 걱정 이상의 감정이다. 예를 든다면 태풍이 온다는 예보에 대한 걱정은 불안이고, 일단 태풍이 와서 여러 가지 피해가 발생하기 시작하면 공포가 된다.

불안은 인류에게 최초부터 있어오던 것인데 1844년에 덴마크의 실존주의 철학자인 키에르케고르가 불안이란 말을 쓰기 시작하고부터 정착한 개념이다. 불안은 외부로부터 오는 원인이 없더라도 내부로부터 확대 재생산되는 성질을 갖고 있다. 불안한 사람이 느끼는 감정은 '무엇인지는 몰라도 무언가 일이 벌어질 것 같은' 막연한 생각이 드는 것이다. 이런 불안한 감정에 의해 생리적 변화가 올 수 있다. 불면증이 그중의 하나다. 맥박과 심장이 빨리 뛰고, 숨이 가쁘고, 땀이 나고, 입안이 마르고, 가슴이 답답하고, 어지럽고, 손발이 떨리면서 심하면 기절까지 할 수 있다. 불안의 정도가 달라서 경한 경우에는 막연한 불안이 되기도 하지만, 심하면 공황까지도 올 수 있다.

잠을 잘 때는 자율신경의 상태가 바뀐다. 부교감신경이 우월한 상태로 들어가게 된다. 그러나 불안할 때는 부교감신경 상태가 바뀌어서 교감신경 상태가 우월하게 된다. 부교감신경의 상태에 들어가면 맥박과 심장이 천천히 뛰고, 위장계통의 활동이 활발해지는 등 소화가 잘 된다. 그러나 교감신경의 상태에 들어가면 이와는 반대 현상이 일어나게 된다. 스트레스 상태인 싸우거나 뛰거나 하는 반응 상태에 놓이게 되는 것이다.

잠을 잘 자고 일어나면 아침햇살이 포근하다. 실제로 불면증을 초래하는 가장 큰 원인은 불안이다. 평소에 잠을 못 이루는 가장 큰 원인이 불안이라고 생각하면 거의 틀림없을 것이다. 가난으로 먹을 것이 없고, 집안이 추워서 오는 불안으로 잠을 못 이루는 사람들이 있는가 하면, 먹을 것, 집안에 대한 걱정은 없으나 투자해 놓은 증권에 대한 걱정, 자식들에 대한 걱정으로 인한 불안으로 잠을 설치게 된다. 그밖에도 많은 경우에 병 때문에, 직장과 사업걱정 때문에, 가족이나 친지를 사별했을 때 등 헤아릴 수 없을 만치 많은 걱정거리가 널려 있다. 즉 우리는 없으면 없는 대로, 있으면 있는 대로 불안한 인생인 것이다.

- 병으로 잠을 못 자는 경우들 : 수없이 많은 경우를 생각할 수 있다. 보통 생각할 수 있는 불면증에 대한 대책을 세워서

이를 실천하는 데에도 불구하고 잠을 못 자게 되면 알고 있는 병이나 아니면 알고 있지 못한 병을 생각해 보아야 한다. 때로는 병으로 잠을 못 자는 사실들을 어렵지 않게 찾을 수 있다. 그러나 더 많은 경우에 병으로 인한 불면증인 줄 모르고 있게 된다. 치통이나 관절통으로 잠을 못 자게 된다면 전자에 속한다.

또한 복용하는 약으로 인하여 불면증에 빠지는 경우도 얼마든지 있다. 이밖에도 기관지천식, 기침, 알레르기, 기흉, 소화기질환, 위궤양, 방광염, 전립선비대증, 가려움증, 갱년기 증상으로 오는 여러 가지 증상, 갑상선질환 등 여러 가지 내분비 계통의 질환들에 의해서 불면증이 온다. 이런 경우에는 대개가 낮에 졸음이 오게 된다.

이밖에도 뇌암을 비롯하여 아직 발견되지 않은 여러 가지 암 종류들, 파킨슨씨병, 다발성 경화증, 당뇨병, 신장질환 등인 경우도 마찬가지이다. 드물지만 빈혈, 일산화탄소 중독증, 방사선 치료 및 화학요법 등도 불면증을 초래할 수 있다. 또한 각종 정신질환들도 불면증을 초래하게 된다.

병으로 인한 불면증은 병을 치료하면 불면증도 없어지게 된다. 따라서 불면증이라고 아무런 생각 없이 수면제를 복용하는 것은 그리 현명한 방법이 아니다. 근본적인 원인치료를 해야 한다. 예를 들어 우울증이 있던 사람이 밤에 잠을 잘 자게 되면 우울증도 호전되고 있다고 보아도 된다. 다음의 불면증들은 특수한 상황에서 오는 것이므로 좀 더 자세하게 알아본다.

• 임신 중에 오는 불면증 : 대부분의 여자들은 임신 초기에는 낮에 졸음이 온다. 임신했다는 최초의 신호가 된다. 입덧보다 더 먼저 오게 되는 것이 보통이다. 임신하면 올라가는 제2의 여성호르몬인 프로제스테론의 영향이라고 여겨진다. 또한 임신 전부터 있을 수 있는 빈혈로도 낮에 졸음이 올 수 있다.

임신 후반부가 되면 많은 여자들이 잠을 잘 못 자게 된다. 어떤 자세를 취해도 편하지 않기 때문이다. 그렇다고 수면제를 복용해서는 안 된다. 물론 잠을 자겠다고 술을 마셔도 안 된다. 앞에 언급한 여러 가지 잠자는 데 도움이 되는 방법을 쓰는 것은 좋다.

• 노인성 불면증 : 노인성 치매에 걸리게 되면 낮에는 비교적 조용하나 밤이 되면 못 견뎌하는 경우가 많이 있다. 물론 불면증도 못 견디는 증상 중의 하나다. 그러나 일반 노인들

도 밤에 잠자는 것이 큰 문제로 대두된다. 아무런 병이 없이 잠을 못 잔다면 운동 부족 및 두뇌 활동 부족의 두 가지가 가장 중요한 노인성 불면증의 원인이 된다. 노인들은 잠을 못 자는 것이 정상이라는 생각은 잘못된 자세이다.

노인들이 잠을 못 자는 큰 이유 중의 하나는 은퇴 후에 오는 단조로운 생활 때문이기도 하다. 일생 동안 일하던 사람들이 갑자기 할 일이 없어짐으로써 오는 충격을 제대로 대처하지 못하기 때문이다. 따라서 무슨 이유로 은퇴를 하더라도 규칙적인 생활, 육체와 정신을 전과 같이 쓸 수 있는 대책, 그리고 재정적인 대책이 마련되어야 한다.

이는 하나의 선택이 아니라 의무사항이다. 인생의 완숙기에 들어와서 쌓여 있는 여러 가지 지식과 경험을 그대로 썩힌다는 것은 본인에게는 물론 전체적인 손실이 너무 크게 된다. 노후의 불면증은 아무런 대책과 계획이 없이 인생 후반기를 맞이했을 때 오는 것이다. 따라서 인생 후반기에 대한 계획을 세우고 이를 실천하는 사람들에게는 불면증이 찾아 올 리가 없다.

- 약으로부터 오는 불면증 : 각종 약으로부터 불면증이 초래되는 경우가 많이 있다. 약을 많이 보관하고 있음으로써

일종의 위안을 받는 사람도 있다. 환자들 중에는 두 가지 이상의 약을 복용하는 사람들도 많이 있다. 특히 한 의사 이상 여러 의사를 찾아다니는 사람들에게는 이런 일들이 더 자주 일어난다. 의사는 환자가 다른 의사를 보고 있는지 모를 뿐만 아니라 알더라도 그 의사가 무슨 약을 처방하는지 모르는 것이 보통이다. 이런 사람들은 틀림없이 밤에 잠을 못 잔다. 복용하고 있는 약들로부터 오는 부작용 때문이다. 약 사면서 병도 사는 격이다.

다음의 각종 약들은 불면증을 초래할 수 있다. 항우울제, 각종 혈압약, 기관지천식약, 체중 조절약, 카페인이 들어 있는 약들, 항암치료제들, 갑상선 약, 스테로이드 등이 있고, 수면제와 신경안정제를 끊을 때 오는 금단현상으로도 잠을 못 자게 된다. 이 약들은 다음의 세 가지 길로 잠을 방해한다. 첫째는 잠드는 순간이 중요한데 이를 방해한다. 둘째, 잠자는 도중에 잠을 깨우게 된다. 셋째, 아침 일찍 잠에서 깨어나게 한다.

만일 약으로부터 불면증이 온다는 의심이 있을 때는 꼭 의사와 상의해야 한다. 스스로 그 약들을 끊는 것은 위험하다.

병과 잠은 밀접한 관계를 갖고 있다. 대부분 병에 걸리면 잠이 온다. 잠자리에 들어가고 싶은 것이다. 자연의 지혜이다. 잠을 자면 면역력이 올라가고 몸과 마음이 휴식을 취하게 됨으로써 병을 이기게 되는 기회가 많아지는 것이다.

그런데 병을 치료하는 약들이 잠을 못 자게 한다는 것은 일종의 모순일 수밖에 없다. 현대식 치료방법의 또 하나의 아이러니라고 볼 수 있다. 불면증을 수면제 없이 치료하는 방법은 없을까? 이에 대한 지식을 넓혀가는 것이 바로 이 책의 목적이라고 볼 수 있다.

- 기타 원인들과 불면증 : 불면증의 모든 원인들 중 최소한 약 절반 이상이 정신적인 것들이다. 예를 들어 우울증, 걱정·불안 및 각종 스트레스가 원인이 되어 불면증을 유발하게 되는 것이다.

그럼에도 불구하고 이를 제대로 아는 사람들은 별로 없고 잠 못 자는 원인을 다른 곳에서 찾으려고 하는 경우가 많다. 정신적인 원인이라는 생각도 하기 싫어하기 때문에 생기는 현상이다.

다시 말해서 불면증으로 고생하는 사람들은 최소한 50%의 경우에 정신적인 원인을 갖고 있으므로 이를 인정하고 해당되는 치료에 응하는 것이 현명할 것이다. 아침 일찍 일어나는 불면증은 우울증으로 인한 경우가 대부분인 반면에

저녁에 잠들기 어려운 불면증은 걱정·불안이 그 원인이 되는 경우가 대부분이다.

생활태도에 의해서도 불면증이 유발될 수 있다. 야심에 찬 젊은이들이 잠자는 시간에도 일을 해서 남보다 빨리 출세하려고 일벌레와 같이 일하다 보니 어느덧 불면증으로 되는 경우가 많이 발생한다.

할 일이 아주 없는 지루한 상태도 불면증을 초래한다. 지루함이나 스트레스는 같은 정도로 불면증을 초래한다. 특히 일생 동안 열심히 일하다가 갑자기 은퇴를 할 경우에 지루함으로 인한 불면증이 자주 발생한다. 밤낮으로 바쁘게 보내다가 불면증을 얻게 된 회사중역이 그 직업을 그만두고 과수원을 가꾸는 직업으로 전환한 후에 잠을 잘 자게 된 경우도 있다. 불구로 몸을 움직이지 못해서 불면증을 얻게 된 사람이 인터넷을 통해 많은 친구를 사귀게 된 후부터는 잠을 잔 경우도 있다.

이와 같이 생활태도와 지루함에서 오는 불면증임이 증명된 다음에는 원인이 되는 상황에서 벗어날 때 불면증이 고쳐질 수 있기 때문에 불면증의 원인을 알아내는 것이 중요하다. 이런 경우에 수면제를 복용하면 점점 깊은 늪으로 빠져들기 십상이므로 조심해야 한다.

경우에 따라서는 잠에 대한 부정적인 자세로부터 불면증이 올 수도 있다. '나는 잠자리가 바뀌면 절대로 잠을 못 잔다.'라든지, '내 베개가 없으면 잠을 못 잔다.'라는 선입관이나, '오늘 밤, 잠을 못 잘 것 같은데…'라는 잘못된 자세에 의해서도 잠을 못 자게 되는 경우가 종종 있다.

수면환경이 잠자는 데 끼치는 영향은 거의 절대적이다. 한여름 더운 밤에 잠을 잘 못 이루는 것은 온도가 수면에 어떤 영향을 미치는지 잘 보여주는 좋은 예이다. 깨끗한 요와 이불, 높이와 부드러운 정도가 적당한 베개, 습도, 침실의 밝기 정도, 소음, 혼자 잠을 자는지 아니면 침대를 누구와 같이 쓰는지 여부 등이 수면에 끼치는 영향은 절대적이다.

수면환경과 마찬가지로 수면의식도 아주 중요하다. 초저녁부터 침대에 들어갈 때까지 매일 지속하는 수면의식을 잊으면 안 된다. 수면의식이 깨어졌을 때 불면증이 올 수 있다.

잠빚(Sleep debt)이란?

잠을 잘 자기 위해서는 '잠빚'이란 개념에 대하여 정확한 이해를 해야 한다. 잠빚이란 그 말이 뜻하는 대로 잠에 대한 빚을 지고 있다는 뜻이다. 이는 마치 은행에 얼마의 빚을 지고 있는지? 그 진 빚에 대하여 매달 얼마씩 갚아가고 있는지를 알아야 하는 것과 마찬가지이다. 진 빚이 많으면 매달 갚아야 하는 액수가 커지며, 진 빚이 적으면 매달 갚아야 하는 액수가 적어도 되는 원리와 마찬가지이다.

잠빚이란 미국의 잠 의사인 윌리엄 더먼트 박사가 만들어 낸 용어이고, 그가 처음으로 잠빚이란 개념을 도입한 바 있다. 더먼트 박사는 스탠포드의과대학에서 일생을 잠과 꿈 연구에 바친 의사로서 갖가지 연구를 한 바 있고, 여기서 많은 사실들을 발견해내 잠과 꿈에 대해서는 전 세계적으로 독보적인 존재이다.

뇌는 잠을 얼마나 자고 있는지에 대하여 정확한 기록을 하고 있다. 다음과 같은 실험을 한 바 있다. 지원자(대개는 대학생들임)들을 모집하여 하룻밤에 5시간만 잠을 자게 했다. 실험이 계속되는 날짜가 길어질수록 그 이튿날 교실에서 조는 정도가 점점 심해지기 시작했다. 이를 미루어보아 잠빚은 쌓여간다는 것을 확인하게 되었다.

잠빚은 잠을 자지 않으면 절대로 없어지지 않는다는 사실도 밝혀지게 되었다. 즉 잠빚을 갚으려면 매일 한 시간씩이라도 잠을 보충함으로써 전체 잠빚이 갚아지는 것이다.

잠빚은 마치 돈빚을 지는 것과 꼭 같다. 언젠가는 갚아야 하는 빚으로 남아 있게 되는 것이다. 잠빚을 많이 지고 있는 사람이라도 낮잠을 자고 나면 기분이 산뜻해진다. 그러나 지고 있는 잠빚을 다 갚기 전에는 일의 능률도 덜 날 뿐만 아니라 불의의 사고를 일으키는 확률이 높아지게 된다.

잠빚을 많이 지고 있는 사람들은 낮에 잘 졸게 된다. 차 운전하다가도 졸며, 책을 보다가도 존다. 일의 능률이 나지 않는 것은 당연하다. 이런 사람들이 감기 등을 앓게 되면 18시간씩 잠을 자면서 잠빚을 갚게 된다. 감기에 걸려서 잠을 잘 자게 된 것인지 아니면 잠빚이 너무 크기 때문에 감기라도 걸려서 잠빚을 갚으라는 것인지는 아무도 모른다. 잠을 못 자게 되면 면역력이 떨어지므로 감기에 걸리게 되고, 그렇게 해서 감기라도 걸려서 잠빚을 갚으려는 무의식적인 상태에 들어가는지도 모른다.

농부들이 가을에 추수할 때는 이른 새벽부터 밤늦게까지 들에서 며칠씩 일한다. 이들이 지게 되는 잠빚이 24~32시간 이상 되는 것은 보통이다. 사람들은 얼마까지의 잠빚을 감당할 수 있을까? 기네스북에 기록된 잠 안 잔 기록은 260시간이었다. 이 기록을 깬 사람은 샌디아고의 고등학교 학생이었던 랜디 가드너로 1965년에 264시간으로 깬 바 있다.

사람들은 잠에 대해서는 상당히 강한 면이 있다. 264시간이라면 11일이나 된다. 11일 동안 잠을 안 자고도 별 탈이 없었다. 264시간의 기록 후에 14시간 10분 동안 자고 난 후 자발적으로 잠을 깬 바 있는 이 고등학교 학생은 그 이후에도 건강에 아무런 지장이 없었다고 한다. 그러나 이런 실험은 아무에게나 권할 수 없는 것이다. 잠빚을 지고 살아가는 사람들은 여러 면에서 능률적인 일을 해내기 어렵게 되기 때문이다.

- **잠빚이 잠자는 데 필요한 이유**

어떤 사람이든지 가끔가다 평소보다 훨씬 더 많은 잠을 잘 때가 있다. 잠빚을 갚고 있는 것이다. 여러 가지 실험을 통해서 얻어진 결론은 잠을 잘 자려면 적절한 잠빚을 지고 있어야 한다는 것이다. 만약 잠빚이 하나도 없을 정도로 잠을 다 자버리고 나면 다음에는 누구라도 잠드는 데 힘들게 된다. 또한 숙면을 유지하는 데 어렵게도 되고, 원하는 시간보다 더 일찍 일어나게 된다. 이 생각은 잠에 대하여 상당히 새로운 접근이라고 할 수 있다. 그러나 약간의 잠빚은 잠자는 데 좋지만 너무나 많은 잠빚을 지게 되면 몸에 오는 피로감은 말할 것도 없지만, 잠을 자는 데에도 오히려 방해가 될 수도 있음에 유의해야 한다.

　잠을 잘 자고 아침에 일어난 후 다시 잠을 자려고 하면 아무리 노력을 하더라도 좀처럼 잠들기 힘들다. 이는 잠빚을 다 갚은 상태에 들어갔기 때문이다. 그러나 16시간 후에는 다시 잠을 잘 수 있게 된다. 잠빚이 쌓였기 때문이다. 여기서 한 시간의 수면은 두 시간의 깨어 있는 시간과 맞먹게 된다. 그러나 깨어 있는 시간 16시간만으로는 부족할 때가 대부분이다.

　따라서 16시간의 깨어 있는 시간에 몇 시간의 잠자는 시간을 보탠 시간이 잠자는 데 적당한 잠빚이라고 할 수 있다. 24시간 정도의 잠빚을 갖고 있을 때 쉽게 잠들 수도 있지만 잠을 유지하는 데에도 도움이 된다. 잠빚이라는 개념이 도입되기 전에는 이해하기 쉽지 않은 잠 습관이었던 것이다.

　잠이 드는 데는 다음 세 가지의 외적인 요소가 복합적으로 작용하게 된다. 잠빚, 생리시계 및 주변 환경이다. 이 밖에도 내부적인 요소로 많은 요소들이 있다. 운동부족, 심리적인 부담과 스트레스, 병으로 인한 통증, 복용하는 약 등 여러 가지 신체적인 이유로 잠을 못 자는 경우도 있다. 그리고 침실환경은 물론 수면의식 여부도 잠을 자는 데 결정적인 요소로 작용하게 된다.

잠자는 데 도움이 되는 영양소들

균형 잡힌 음식을 섭취하는 것이 잠을 잘 자는 데 필수적이라는 것은 하나의 상식에 속한다. 그렇다면 균형 잡힌 음식이란 무엇인가? 탄수화물, 단백질, 지방질의 균형도 물론이지만 비타민과 광물질에 대한 균형도 중요하다.

따라서 편식하는 사람들로서 불면증을 갖고 있는 사람들은 어떻게 보면 당연한 결론인지도 모른다. 균형 잡힌 음식을 섭취한다는 것은 건강의 기본이다. 건강한 사람들은 불면증과는 거리가 먼 사람들이다. 건강한 사람들은 피곤하지도 않고, 긴장되지도 않고, 우울증에 빠지지도 않을 것이다. 생활태도를 생각해보자.

- 많은 과일과 신선한 채소를 섭취한다.
- 전곡류를 많이 섭취한다.
- 음식을 가리지 않고 골고루 섭취한다.
- 지방질 섭취를 제한한다.
- 물을 많이 마시고 술, 담배 및 커피 소비를 줄이거나 끊는다.

잠을 잘 자 보겠다는 소망은 인류의 역사와 같이하고 있다. 따라서 그동안 잠을 잘 자기 위한 여러 가지 민간요법이 개발되었고 또한 자연의학에서는 여러 가지 영양 보충제와 생약을 쓰고 있다. 상당히 효과가 있는 것들 중 몇 가지만 소개한다.

1. 칼슘

칼슘은 중추신경에 진정작용을 하는 성질을 갖고 있다. 칼슘은 신경전달에 필수적인 광물질이다. 칼슘이 부족할 때 신경전달에 문제가 발생할 수 있다. 근육에 경련이 오기도 한다. "밤에 다리에 쥐가 난다"는 사람들은 칼슘을 복용할 필요가 있다. 근육의 긴장을 풀어줌으로써 잠을 유도하게 된다. 즉 칼슘 부족증은 불면증을 초래할 수 있다.

그런데 많은 사람들이 칼슘 부족증이 있는데도 불구하고 이를 모르고 있는 경우가 있다. 칼슘 부족은 잘못된 음식생활로 인해 오게 되는 경우가 대부분이다. 칼슘 부족은 다음과 같은 이유로 온다.

칼슘이 많이 들어 있는 음식들은 우유 및 유제품, 달걀, 생선 특히 통조림된 생선(정어리, 고등어 등뼈까지 같이 있을 때), 브로콜리, 콜리플라워, 각종 초록색 채소, 콩 및 콩제품들, 무화과, 오렌지, 아몬드 등 거의 모든 채소에 골고루 들어 있다.

2. 마그네슘

마그네슘은 천연 신경안정제이다. 잠자는 데에도 도움이 된다. 자간병의 치료에 오래 전부터 쓰여져 오고 있다. 마그네슘의 진정작용과 혈압을 내리는 성질을 이용한 치료방법이다. 자간병 치료에는 마그네슘이 다른 어떤 치료제보다 더 효과가 있고 부작용이 적은 특징을 갖고 있다. 따라서 고혈압을 앓고 있는 사람들에게도 좋은 광물질이다. 이때 칼슘과 같이 쓰면 더 좋은 효과를 기대할 수 있다.

마그네슘과 칼슘은 항상 같이 다닌다. 또한 마그네슘이 있어야 칼슘도 흡수가 잘 된다. 마그네슘 섭취에 대한 권장사항은 다음과 같다. 모든 사람들이 하루에 280~350mg의 마그네슘을 섭취해야 한다. 보통 칼슘 섭취량의 절반이라고 여기면 무리가 없을 것이다. 마그네슘이 많이 들어 있는 음식들은 다음과 같다. 육류, 생선, 우유제품, 각종 씨, 특히 전곡류 및 초록색 채소 등이다.

3. 비타민 B_3(나이아신)

이 비타민의 결핍증이 있을 때 불면증과 우울증이 발병할 수 있다. 비타민 B_3는 REM 수면을 연장시키면서 수면유지 불면증에 좋게 작용하여 전체적으로 불면증을 호전시킨다.

이 비타민의 1일 권장량은 성인이 1일 13~19mg이고, 어린이들은 1일 1~10mg이다. 그러나 보통 종합비타민이나 종합 B 비타민에 들어 있는 양으로도 충분하다. 비타민 B_3가 많이 들어 있는 음식들은 땅콩, 해바라기 씨, 빨간 고추, 토마토, 해초 및 육류와 생선이다. 이 영양소도 영양 보충제를 통해서 섭취하는 것보다 이들 영양소가 많이 들어 있는 음식을 통해서 섭취하려는 노력이 더 좋을 것이다.

4. 비타민 B_6

자연 신경안정제에 속한다. 이 비타민이 부족하면 세로토닌의 주원료인 트립토판이라는 아미노산의 대사가 제대로 이루어지지 않는다. 뇌의 세로토닌이 떨어질 때 불면증과 우울증이 오게 되는 원인이 되는 것이다. 이 이외에도 신경의 작용을 돕는다. 또한 마그네슘의 혈중농도를 유지하는 데 이 비타민이 크게 관여한다. 관계기관에서 추천하는 1일 섭취량은 아주 미미하다. 10mg 정도이다. 비타민 B_6는 여러 가지 신진대사에 골고루 작용하기 때문에 이 비타민의 부족이 있을 때에는 조로 현상이 오면서 갖가지 증상을 동반하게 된다. 비타민 B_6가 많이 들어 있는 음식으로는 통곡류, 바나나, 감자, 효모, 동물의 내장 등이다.

5. 비타민 B_{12}

비타민 B_3나 비타민 B_6와 마찬가지로 수용성인 이 비타민도 불면증 치료에 쓰인 적이 있다. 수용성 비타민의 특징은 소모가 빠르다는 것이다. 따라서 매일 이를 보충해야 한다. 비타민 B_{12} 부족증이 있을 때 잠드는 시간과 깨어나는 시간에 대한 감각이 둔해진다. 1일 섭취량은 1~3mg이다. 요즈음 농경지의 땅에 화학물질들이 많이 투여된 결과 흙속에 있는 세균의 도움으로 만들어지는 비타민 B_{12}의 함량이 많이 떨어져 있다. 결과적으로 과일, 채소 및 전곡류에 많이 들어 있어야 할 비타민 B_{12}가 부족한 형편이다. 다시 말해서 비타민 B_{12}의 부족이 오기 쉽다. 비타민 B_{12}는 전곡류, 콩, 싹 트는 식품들(콩나물 등)에 들어 있다. 이 영양소 역시 영양 보충제를 통해 섭취하는 것보다는 음식을 통해서 섭취하는 것이 더 좋다.

6. 멜라토닌

멜라토닌은 뇌의 송과선에서 분비되는 호르몬이다. 빛이 있으면 분비가 줄어들고 어두워야 분비가 촉진된다. 멜라토닌이 잠을 촉진하는 작용은 몸의 내부 체온을 내려줌으로써 발생하는 것으로 보인다.

멜라토닌에 대한 연구조사는 아직도 진행되고 있으며, 이에 대한 최종판결은 아직 나오지 않고 있는 상태이다. 그러나 부작용이 적다. 다만 멜라토닌은 소나 다른 동물에서 추출해낸 것보다는 합성된 것이 안전하다. 동물에게서 나온 것들은 광우병 바이러스가 있을 가능성이 있기 때문이다.

멜라토닌은 노인들에게 더 효과가 있는 것으로 보여진다. 추측하건대 노년기에 접어들면 멜라토닌의 분비가 떨어지기 때문이라고 볼 수 있다. 멜라토닌의 효과는 0.1mg부터 10mg까지 광범위하게 미친다. 그러나 상업적으로 나오는 멜라토닌은 1mg이 제일 작은 것이 보통이다. 이 정도를 복용하더라도 정상적인 혈중 멜라토닌의 수준보다 3배나 더 올라가게 된다.

따라서 멜라토닌을 복용하려는 사람들은 1mg만 쓰더라도 좋을 것이다. 더 많은 양이 더 좋은 효과를 가져오는 것은 아니다. 요즈음에는 합성 멜라토닌으로 0.3mg짜리가 나와 있다.

미국에서 멜라토닌은 약으로 취급되지 않고 있다. 멜라토닌에 대한 연구조사가 잘 이루어지지 않고 있는 실정이다. 따라서 각자가 판단해서 이를 복용해야 한다. 다음의 생약들은 잠을 오게 하는 데 도움이 되는 것들이다.

잠이 잘 오게 하는 생약들

1. 발러리안 뿌리

20세기에 들어와서 많은 수면제가 만들어졌다. 특히 바비츄레잇은 그중에서 가장 먼저 쓰인 것이다. 그러나 바비츄레잇은 많은 부작용을 갖고 있다. 또한 자살용으로 많이 쓰인 기록을 갖고 있기도 하다. 그러나 발러리안 뿌리는 약한 신경안정제의 역할을 하면서 수천 년간 안전하게 쓰여 온 기록을 갖고 있다. 바비츄레잇과 같은 합성 수면제가 나오기 전에는 발러리안 뿌리가 널리 사용되고 있었던 것이다. 발러리안 뿌리는 걱정과 불안으로 오는 불면증에 잘 듣는다. 일차 및 이차 세계대전 때 놀란 병사들에게 널리 쓰인 바 있다.

2. 합 열매

독일에서 많이 쓰이고 있다. 발러리안 뿌리, 패션과 함께 쓰인다. 맥주의 쓴맛을 내는 데도 쓰인다. 합을 넣은 베개가 인기를 끄는 이유는 자명하다. 잠이 잘 오게 하기 때문이다.

3. 패션

16세기 때 선교사에 의해서 페루에서 발견되었다. 유럽으로 들어와 많은 인기를 얻은 바 있다. 패션의 꽃 부분이 쓰인다. 패션과 발러리안 뿌리를 섞어서 만든 수면제가 유럽에서, 특히 러시아에서 많이 쓰이고 있다. 패션은 근육을 이완시키는 작용도 갖고 있다.

4. 카모마일

강력한 신경안정작용을 한다. 아마 모든 생약재 중에서 가장 강력한 것으로 관찰되고 있다. 카모마일은 정제로도 복용하지만, 많은 사람들이 카모마일 차로 마시기도 한다. 카모마일은 특히 소화가 안 되거나 가스가 차게 되면서 잠자는 데 문제가 있을 때 잘 듣는다. 한 가지 조심할 것은 카모마일을 자주 사용하면 알레르기가 잘 형성된다는 것이다.

5. 라벤더

보라색의 라벤더는 모양도 예쁘지만 향기는 아주 강렬하다. 라벤더 기름의 냄새를 맡게 했더니 노인들이 잠을 잘 자게 되었다는 한 연구조사 보고가 있다. 냄새 중추와 잠을 주관하는 뇌의 중추가 얼마 떨어져 있지 않은 것과 무관하지 않으리라고 여겨진다.

불면증에 좋은 마음 챙김 명상법

누구에게나 그렇지만, 노인들에게는 불면증이 더 심각하게 다가온다. 55세 이상 되는 노년층에 속하는 사람들의 50%가 어떤 형태로든지 불면증을 갖고 있다는 집계도 있다.

불면증을 갖고 있는 노인들은 낮에도 집중력이 떨어지게 되고, 피로감은 물론 심하면 우울증까지도 나타나게 된다. 노인들의 불면증은 한 사람에게만 그 영향을 미치는 것이 아니고 공중보건학적인 문제라고 할 수 있다.

이렇듯 심각한 의학적인 무게를 갖고 있는 노인들의 불면증에 대한 치료가 제대로 이루어지지 않고 있는 것으로 보인다. 경우에 따라서는 투약을 통하여 불면증 치료를 받기도 하지만 이는 어디까지나 일시적인 방편일 뿐이다. 그렇다고 지속적으로 약을 복용하면 약효가 점점 떨어지기도 하지만, 약에 의존하게 되면서 원하지 않은 부작용도 발생할 수 있게 된다.

여기에 심리행동치료의 중요성이 인식되고 있다. 우선 수면위생에 대한 대책을 세워야 한다(Sleep Hygiene Education=SHE). 맴도는 생각, 운동 부족, 수면 환경 및 수면위생의 4가지는 불면증으로 고생하게 되는 가장 가까운 원인들이 된다. 그런데 이에 대한 효과적인 방법을 도입하려면 이 방면의 인식행동치료 전문가들의 도움을 받아야 하는 것도 사실이다.

이렇게 제한된 불면증 치료방안 이외에 누구에게나 적용될 수 있는 불면증에 대한 새로운 치료방법으로 마음 챙김 명상법에 대한 관심이 생기게 되었다.

• 마음 챙김이란 무엇인가? : 마음 챙김을 한마디로 설명한다면 현재의 생각과 감정을 있는 그대로 느끼기는 하지만 이런저런 비판적인 생각은 하지 않는 것이라고 할 수 있다. 그 말 그대로라면 아주 쉬울 것 같지만 아무런 다른 요소들은 없이 현재의 생각과 감정과 느낌을 있는 그대로 가지려면 상당한 노력과 함께 이를 실천해야만 근처까지 갈 수 있게 된다. 마음 챙김이 절대로 쉬운 과제가 아님을 우선 인정하고 접근하는 것이 좋을 것이다.

많은 경우에 사람들은 과거에 살거나 또는 오지도 않은 미래를 걱정하면서 살아가고 있다. 노인들은 대부분 과거를 되씹으면서 살아가는 과거형 인생을 살아가는 모습을 보여주는 반면에 생각할 과거가 별로 없는 어린이들이나 젊은 이들은 미래를 생각하면서 살아가는 형태를 보여준다. 우리 주변에서 흔히 볼 수 있는 인생살이라고 할 수 있다. 그런 인생살이가 나쁘다는 것이 아니다. 그러나 그런 생활이 과연 바람직하다고 할 수 있을까?

과거에 살고 있는 사람들이나 오지도 않은 미래를 주로 생각하고 살아가는 사람들에게 현재는 과연 어떤 모습으로 다가올까? 현재를 인식하고 대면할 수 있는 용기를 갖고 있을까? 아니면, 현재란 오는 순간에 과거로 되어버리는 너무나 짧은 시간이기에 별다른 용도가 없는 시제라고 여겨도 되는 것일까? 현재란 이렇게 쓸모가 없는 지극히 짧은 하나의 방점과 같은 존재일까?

그런데 지난 과거나 오고 있는 미래에 대하여 무엇이라도 할 수 있는 유일의 방법은 현재에만 존재하고 있다. 과거로 돌아가서 바꾸고 싶은 기억을 지워버릴 수 있는 방법은 없다. 과거란 어디까지나 현실하고는 거리가 먼 뇌리에 감추어진 하나의 기억거리일 따름이다. 여기에 용서의 필요성이 생기는 것이다. 과거를 지울 수는 없지만 과거에 있었던 기억도 하기 싫은 내용을 현재의 입장에서 용서를 통하여 바꿀 수 있게 된다.

미래도 마찬가지이다. 미래에 대한 예측은 가능하다. 또한 계획을 세운 다음에 미래를 현재로 앞당겨 그 내용을 들여다 볼 수는 있다. 그러나 계획대로 미래가 펼쳐지는 경우란 드문 편이다. 따라서 계획은 수정을 전제로 해서 세워지는 것이다. 예상하고 계획된 대로 펼쳐지는 미래가 아니기 때문에 이를 받아들일 수 있는 것이 아니다.

대부분의 경우 현재에 살고 있는 사람들에게 현재란 거추장스러운 순간일 따름이다. 왜 그럴까? 현재의 생각과 감정을 있는 그대로 받아들이지 않고 가부간의 비판적인 자세를 취하기 때문은 아닐까? 생각과 감정은 누구에게나 주어지는 생명의 신호와 마찬가지이지만 이에 따라오는 비판적인 자세 때문에 스트레스가 더 심해지는 것은 아닐까? 다가오는 스트레스를 필요 이상으로 더 크게 만들 필요가 있을까?

'마음 챙김'의 역사는 비교적 오래 되었지만, 최근에는 매사추세츠대학의 존 카밧 진이라는 교수가 1994년에 쓴 책(Wherever you go there you are)과 1995년에 베트남 승려인 틱낫한(Thich Nhat Hanh)이 쓴 책(Living Buddha, Living Christ)에서 마음 챙김에 대한 자세한 기술로 불이 붙은 후 이제는 마음 챙김이란 주제가 전 세계로 퍼져나가는 양상을 보여주고 있다.

- **현재의 중요성** : 마음 챙김은 과거나 미래의 것이 아니고, 현재에서만 할 수 있다는 것이다. 그렇게 짧은 현재, 오자마자 가버리는 현재, 그런 현재에서 과연 무슨 일을 할 수 있다는 것일까? 또 지극히 짧은 현재를 늘려서 어떤 일을 할 수 있다는 말인가?

존재의 순간(Moment of Being)이라는 말이 있다. 버지니아 울프라는 한 작가가 자신의 작품 속에서 기술한 짧은 어휘이다. 사람들은 자신이 존재하고 있는 순간을 알면서 살아가고 있을까? 설령 존재의 순간을 알았다고 하더라도 어찌할 것인가? 존재의 순간이 과거나 미래는 아님에 틀림없어 보인다. 물론 과거에도 존재하고 있던 순간이 있었고, 미래에도 존재의 순간이 있기는 할 것이다. 그러나 현재의 존재 순간에서만 무엇이든지 할 수 있지, 과거나 미래의 존재 순간에서는 아무런 일도 할 수 없다.

그렇다면 그렇게 중요한 현재를 어떻게 가져볼 수 있을까? 혹시 현재라는 시제를 늘려보면서 느낄 수는 없을까? 한 전문가(Jon Kabat-Zinn)에 의하면 주의를 집중해야 된다는 것이다. 존재의 순간에 집중하면서 마음 챙김의 길에 들어설 수 있다는 것이다. 마음 챙김이란 깨어 있음을 의미하면서 자신이 무슨 일을 하고 있는지 아는 것이라고 했다. 그 말대로라면 쉬울 것이라는 생각이 든다. 그러나 주의를 집중한다는 것이 말처럼 쉽지는 않아 쉽게 무의식으로 이어지기 십상이라는 것이다.

짧은 순간이라도 주의를 집중하려는 반복적인 노력을 하면 언젠가는 주의를 집중하는 시간이 점점 길어지게 되면서 현재의 순간을 늘려가면서 마음 챙김으로 이어질 수 있게 된다는 것이다. 마음 챙김은 반드시 명상법을 통하는 길만 있는 것이 아니고, 밥 먹을 때, 걸을 때 또는 음악을 들을 때는 물론 무슨 일을 하고 있더라도 현재 자신이 무슨 일을 하고 있는지 정확하게 인식하고 집중하려는 노력을 반복적으로 실천해보라고 추천되고 있다.

이렇게 하면 존재의 순간이 연속적으로 이어지면서 현재가 늘어나는 경험을 하게 된다는 것이다. 그 과정에서 자신에게 "내가 깨어 있는지" 또는 "지금 내 마음은 어디에 있는지" 스스로에게 물어보라고 권유하고 있다.

그렇다면 현재를 느낄 수 있는 좋은 방법이라도 있단 말인가? 베트남 승려인 틱 낫한(Thich Nhat Hanh)은 다음과 같은 방식을 알려주고 있다.

숨을 들이마시면서 내 몸을 평온하게 만들고,

숨을 내쉬면서 미소를 짓는다.
현재의 순간에 잠기면서,
이것이 바로 놀라운 순간이라는 것을 안다.

이 방식만이 현재를 제대로 느끼고 그 안에 잠길 수 있는 것은 아닐 것이다. 그러나 앞의 방식에서 보여준 대로 호흡을 통하는 길이 현재를 알 수 있게 되는 가장 확실한 방식임에는 틀림없어 보인다. 다음에는 호흡을 통한 마음 챙김에 대하여 알아보기로 한다.

- 숨을 쉰다는 것은 : 사람은 한 달 이상 아무 것도 먹지 않더라도 생명을 유지할 수 있다. 한 모금의 물을 마시지 않아도 몇 주 이상은 살아남을 수 있다. 그러나 숨을 쉬지 않는다면 몇 초 또는 몇 분이나 살아남을 수 있을까?

숨이 붙어 있는 한 그 사람은 살아 있다는 증거가 된다. 숨이 끊어지면 나머지 모든 생리작용들이 전부 끊어지게 된다. 이렇게 숨을 쉰다는 것은 살아 있다는 증거가 될 뿐 아니라 현재에 살고 있다는 뜻을 안고 있다. 즉 숨을 쉰다는 것은 존재의 순간을 의미하는 것이고, 더 나아가 숨을 쉰다는 것은 현재 자체를 의미한다고도 볼 수 있다.

창세기 2장 7절에 보면, "하나님이 흙으로 사람을 지으시고 생기를 그 코에 불어넣으시니 사람이 생령이 된지라."라고 되어 있다. "생기를 그 코에 불어넣으시니" 인간에게 생명이 생긴 것이고, 생기가 끊어지면 생명이 끊어진다는 뜻을 담고 있다고 보아도 될 것이다. 숨을 쉰다는 것은 생명이 지속되고 있다는 뜻이고, 그것도 현재의 생명이지, 과거나 미래의 생명을 의미하는 것은 아닐 것이다.

"숨을 거두었다", "숨이 끊어졌다"라는 표현은 사람이 사망했다는 표현이다. 숨이 그렇게 중요한 것인데, 우리는 평소에 숨의 소중함에 주의를 기울이면서 살아가지 않고 있다. "숨이 가쁘다", "숨이 차다", "숨넘어간다."라는 말이 있다. 우리 몸이 숨을 통하여 생명을 유지하려는 노력을 배가하고 있다고 보아야 할 것이다.

자고 있는 동안에 심장도 계속해서 뛰고 대부분의 몸의 기능도 그대로 유지하고 있으나, 숨 역시 잠을 자고 있을 때에도 계속해서 쉬게 된다.

수면중무호흡증이라는 병이 있다. 대부분의 경우 코를 심하게 고는 사람이거나 비만증을 갖고 있는 사람들에게서 잘 생기는 병이다. 자고 있으면서 숨을 고르게 쉬다가 갑자기 숨을 쉬지 않는 기간이 있게 된다. 몇 초 동안, 길게는 30~40초가량을 숨을 쉬지 않다가 갑자기 폭발적으로 숨을 내뱉으면서 가쁜 숨을 쉬게 된다. 이렇게 숨을 쉬지 않는 경우를 밤새 반복하면서 잠을 자는 것이다. 숨을 고르게 쉬지 않는 전형적인 경우라고 할 수 있다. 문제는 수면 중 숨을 고르게 쉬지 않게 되면 고혈압이나 당뇨병으로 발전하기 쉽다는 점이다. 심하면 심장마비나 뇌졸중으로 이어질 수도 있게 된다.

과다호흡증후군이란 병이 있다. 대부분 신경이 예민한 10대 여자아이들에게서 볼 수 있는 병 아닌 병이다. 숨을 얕게 그리고 빠르게 쉬면서, 어지럽고, 골치가 아프고, 손발이 저려온다는 증상을 호소하게 된다. 심하면 기절하기도 한다. 이런 10대 소녀들이 숨쉬는 것을 보면 가슴과 어깨를 통한 호흡을 하는 것을 볼 수 있다. 하여튼 이 병에 대한 치료는 얕고 빠른 숨을 정상으로 잡아주면 그동안 호소하던 증상들이 슬며시 사라지게 된다. 입과 코를 봉투로 막은 후 봉투를 통하여 숨을 쉬게 하면서 내뱉은 탄산가스를 다시 흡입하게 하면 되는 간단하지만 효과적인 치료방법이 있다.

앞에 언급한 두 가지 질병은 숨을 제대로 쉬지 않기 때문에 생기는 병이다. 숨을 제대로 쉰다면 발생하지 않는 병인 것이다.

문제는 여기에 있다. 잠을 자고 있는 사람이 자신이 어떻게 숨을 쉬면서 잠을 자고 있는지 알 길이 없다. 수면중무호흡증을 갖고 있는 사람에게는 특수한 장치를 통하여 지속적인 압력을 가함으로써 막히는 기도를 열어주는 치료법을 쓰게 된다. 그러나 얕고 빠른 숨을 쉬기 때문에 발생하는 과다호흡증후군의 치료는 자신이 어떤 숨을 쉬고 있는지 아는 것이 가장 정확하고 빠른 치료법이 된다. 즉 숨쉬는 데 주의를 기울이면 되는 것이다.

- 복식호흡과 마음 챙김 : 갓난아이들은 복식호흡을 한다. 성인이라도 누워 있으면 자동으로 복식호흡을 하게 된다. 그러나 살다 보면 어느새 복식호흡이 가슴호흡으로 슬며시 바뀌게 되는 것이 보통이다.

얕고 빠른 호흡은 정신을 흐트러지게 만드는데, 이런 호흡은 가슴으로 호흡을 할 때 발생하기 쉽다. 이렇게 얕고 빠른 가슴호흡을 느린 복식호흡으로 바꿀 수 있다면 정신을 한 곳에 집중하는 데 도움이 될 것이다.

복식호흡의 한 가지 방법은 다음과 같다. 배꼽 아래 5~6cm 되는 곳을 단전이라고 부른다. 단전을 향하여 숨을 들이마신 후 한동안 머금고 있다가 천천히 숨을 내쉬면 된다. 지도자에 따라서 복식호흡을 하는 방식이 다를 수 있다.

1-2-3호흡법은 들이마시는 속도를 1로 했을 때 숨을 머금고 있는 시간을 2로 하고, 숨을 내쉬는 시간을 3으로 하는 방법이다. 1-2 호흡법도 있다. 숨을 들이마시는 시간을 1로 한다면 내쉬는 시간을 2로 하라는 방법이다.

복식호흡은 조용한 곳이면 된다. 자세는 방바닥에 앉은 자세, 의자에 앉은 자세, 누운 자세 및 심지어는 걸으면서도 복식호흡을 하면 마음 챙김에 도움이 된다고 한다. 반복된 실천이 있어야 한다.

복식호흡을 하게 된 다음에는 정신을 가다듬으면서 자신과 자신의 생각을 느껴보려고 노력한다. 다른 사람이 어떻게 나를 느끼는지에 대한 것이 아니라, 자신과 자신의 생각을 그대로 느껴본다. 마음을 비우는 것이 아니고, 마음에 담겨 있는 것을 그대로 느껴보도록 노력한다. 이 과정이 저절로 이루어지는 것은 아니다. 사람에 따라서는 아주 힘든 과정이 될 수 있다.

복식호흡을 하면서 마음 챙김을 하려면 자신에 대한 규율과 헌신의 자세가 필요하다. 쉽게 저절로 되는 것이 아니다. 눈을 감는다고 저절로 이루어지는 것이 아니다. 이를 실천하는 시간도 지도자에 따라서 다를 수 있다. 한 전문가(Jon Kabat-Zinn)는 5분이라도 실천하라고 하면서 걸을 때, 앉아 있을 때, 서 있을 때, 누워 있을 때, 심지어는 목욕을 할 때라도 복식호흡을 겸한 마음 챙김을 해보라고 권하고 있다. 실제로는 이보다 긴 시간인 하루에 한 번, 15~20분 정도의 시간에 집중하면 된다는 지도자도 있다.

이로부터 얻을 수 있는 혜택으로는 다가오는 스트레스를 정면으로 보면서 스트레스의 실체를 파악하고, 스트레스와 대면할 수 있는 자신감을 얻을 수 있게 될 가능성이 높아지게 된다. 또한 자신과 자신의 입장을 좀 더 선명하게 파악하게 되면서 사람들과의 대인관계에도 도움을 주게 된다.

05

치매 이전의 삶을 사는 황금 룰 ④
두뇌가 늙지 않게 하는 스트레스 해소법을 찾자

치매를 예방하기 위해서는 스트레스에 대한 해결책을 강구하는 것도 중요하다. 현대생활에서 오는 모든 스트레스에 대한 대비를 하면 이로부터 오게 되는 뇌의 부담을 줄여주고 뇌의 노화를 늦출 수 있기 때문이다. 그런데 날로 스트레스의 강도가 세지고 있어 문제다. 많은 사람들이 만성적인 스트레스 상황에 노출돼 있어 몸과 마음에 악영향을 미치고 있다. 여기에 경제적인 불안감까지 보태지면서 지금 우리는 극도의 긴장과 스트레스 상태로 소리 없는 비명을 지르고 있다.

이 같은 상황은 두뇌 건강에도 치명타가 된다. 스트레스는 뇌세포도 망가뜨릴 수 있기 때문이다. 스트레스로부터 뇌를 보호하려면 어떻게 해야 할까?

여기서 우리가 알아야 할 사실은 적당한 스트레스는 우리의 집중력에 도움을 주면서 높은 수준의 행위를 할 수 있게 해준다는 것이다. 그러나 너무 심한 스트레스는 우리 행위에 어려움을 주게 된다. 특히 장기간에 걸친 스트레스는 뇌에도 부담을 주고 몸에 생리적인 변화를 초래하게 되면서 몸과 마음에 부정적인 결과를 초래하게 된다.

그러나 이렇게 부정적인 결과로 발생하게 된 생리작용과 마음의 부담을 원상태로 환원시켜 주는 방법이 있다는 점에서 일말의 안도감을 가져도 된다. 다음과 같은 방법이 있다.

- 이완 기술을 배워라 : 요가, 명상, 점진적 근육 이완법, 유도 영상법, 타이치와 같은 이완 기술을 배워서 일상생활화하면 좋다. 이런 기술은 이완반응을 유도한다. 이완반응이란 낮은 호흡수, 낮은 혈압, 낮은 산소 이용률과 같은 상태를 유지하면서 유전적인 차원에서의 단백질 생산에도 영향을 미치게 된다.

한 연구조사에 의하면 8주 동안 하루에 30분씩 이완반응을 유도하면 유전인자의 활성화로 건강한 쪽으로 변화가 오고, 뇌의 구조에도 영향을 미치면서 스트레스를 완화시키는 데 도움이 된다는 것이다. 따라서 이완반응을 정기적으로 유도하면 장기간에 걸친 스트레스의 장애인 염증은 물론 세포자살을 원활하게 하고 유리기로부터의 산화방지에도 도움이 된다.

- 낙관적인 태도를 기른다 : 부정적인 생각과 혼자서 하는 말은 스트레스와 무기력감, 절망감 및 우울증을 악화시키면서 우리 몸에 부정적인 영향을 끼치게 된다. 부정적인 생각을 긍정적인 생각으로 바꾸는 노력을 해야 한다.

- 사회적인 도움을 찾도록 한다 : 친구나 친지들과 긍정적인 접촉을 하면서 대인관계를 넓혀간다. 사회적으로 격리된 사람들은 스트레스에 약하다는 조사결과가 있다.

- 다른 사람을 먼저 생각하라 : 다른 사람들을 도와주면서 자신에 대한 생각을 줄이고 남을 위한 봉사를 할 때 스트레스를 줄여갈 수 있다.

- 자신의 인생을 통제하라 : 목표를 세우고, 계획을 세우고, 결정을 하면서 자신과 생활에 대한 통제를 할 수 있을 때 스트레스를 줄일 수 있다.

- 운동을 하라 : 하루에 30분씩 운동을 하면 스트레스를 줄일 수 있을 뿐 아니라 몸의 건강에도 좋고 뇌의 새로운 신경단위의 성장에도 도움이 된다.

- 건강한 음식생활을 하라 : 균형 잡힌 저지방 음식 생활을 하면서 과일, 채소 및 전곡류 등의 섭취를 통하여 적절한 탄수화물을 뇌에 공급하면 뇌를 편안하게 하고 스트레스를 해소해주는 세로토닌의 대사에 도움을 주게 된다.

뇌를 늙게 만드는 스트레스

장기간에 걸친 스트레스는 뇌에 부담을 주게 된다. 만성 스트레스와 동반하는 산화 스트레스와 염증이 뇌의 노화를 촉진시키는 것이다. 텔로미어의 길이를 조기에 짧게 만들어주며, 염색체에도 영향을 주어 노화에 영향을 주게 된다.

한 전문지(Biological Psychiatry, Feb. 15, 2012)의 보고에 의하면 우울증을 앓고 있는 사람들과 높은 코르티솔 수준을 유지하고 있는 만성 스트레스 노출자들은 정상인들에 비해 텔로미어의 길이가 짧은 것으로 나타났다는 것이다. 이는 빠른 노화를 의미한다고 할 수 있다.

너무나 높은 수준의 스트레스를 오랫동안 받고 있으면 뇌의 기능에 영향을 미치게 된다. 높은 코르티솔은 악화된 기억을 의미하는데, 이는 노인들에게는 더욱 심하게 나타난다. 특히 해마의 신경단위 기능에 이상을 초래하게 된다.

다른 한 전문지(Journal of Neuroscience, April 2011)에 의하면 정상 수준의 코르티솔은 뇌에서 기억하게 하는 수용기를 자극하지만 지나친 코르티솔 수준은 오히려 기억장애를 일으킨다고 한다. 이때 기억장애를 초래하는 수용기를 막아주면 기억이 되살아나게 된다고 한다. 이 같은 연구는 스트레스를 내려주면 기억에 도움이 될 수 있음을 보여주는 것이다. 스트레스는 신경전달물질의 기능에도 좋지 않은 영향을 끼치게 된다.

스트레스란 무엇인가?

여러 가지로 정의할 수 있겠지만 다음의 정의도 상당히 설명이 잘 되어 있다. "스트레스란 기대와 현실 사이의 차이로부터 오는 것이다." 간단한 정의이지만 시사하는 바가 크다고 하겠다.

최초로 스트레스가 있음을 발견한 한스 쎌리는 "스트레스란 변화에 적응할 수 없을 때 생기는 것"이라고 했다. 이 두 가지의 스트레스에 대한 정의를 합해서 스트레스에 대한 새로운 정의를 내린다면 "스트레스란 기대하던 것과 다른 현실에 부딪쳤을 때 이에 적응하지 못하여 오는 마음과 몸의 상태"라고 할 수 있다.

기대하지 않았던 현실을 접하게 되면 두뇌의 기억장치에 기록되어 있는 전부터의 지식과 경험에 비추어 본 다음에, 주어진 현실에 대한 판단을 하게 된다. 기억이 없으면 스트레스도 없게 된다. 이때의 기억이란 주관적이다. 따라서 주관적인 기억에 비추어보고 판단하게 되는 마주친 현실에 대한 판단도 주관적일 수밖에 없게 된다.

이 점이 스트레스를 이해하는 데 가장 중요한 사항이라고 할 수 있다. 즉, 스트레스란 어디까지나 주관적인 판단에 의해서 오게 된다는 것이다. 물론 객관적인 스트레스도 있다. 천재지변, 이상 기후 등 사람의 오관으로 느낄 수 있는 주변상황도 스트레스로 작용할 수 있게 된다. 그러나 이런 객관적인 스트레스라도 주관적으로 스트레스를 받아들이는 여부에 따라서 스트레스의 강도가 달라지게 된다.

싸우거나 뛰거나 (Fight or Flight)

"싸우거나 뛰거나"라는 말은 스트레스를 설명할 때 반드시 나오게 된다. 20세기 초 하버드대학의 월터 캐넌 박사가 최초로 기술한 바 있다. 스트레스를 초래하는 상황에 빠지게 되었을 때 우리의 몸이 생리학적으로 어떻게 반응하는가에 대한 설명인 것이다.

또한 "싸우거나 뛰거나"의 뜻을 설명할 때는, 호랑이와 마주치게 되었을 때에 우리 몸에서 생기는 생리작용에 대한 설명을 하면서 스트레스에 대한 이해를 하게 되는 것이다. 호랑이와 마주치게 되면 우선은 누구나 놀라게 된다. 우리는 놀랄 때 몸에 오는 변화를 알고 있다. 스트레스에 빠지면 우선 심장이 빨리 뛰게 된다. 심장이 빨리 뛴다는 것은 심장으로부터 혈액을 온몸으로 더 많이 보내려는 생리작용에 해당된다.

혈액의 양은 일정하다. 따라서 온몸 중에 어떤 부분이 혈액을 더 필요로 하고, 어떤 부분이 덜 필요하게 되는지에 대한 판단을 한 후 전략적으로 덜 중요한 곳으로 가던 혈액은 줄여주게 되면서 더 중요한 곳으로 더 많은 혈액을 보내게 된다.

혈액순환에 대한 재분배를 하게 되는 이유는 간단하다. 혈액의 양은 일정한데 더 필요한 곳이 생겼으므로 그곳으로 혈액을 더 보내주기 위해서는 덜 필요한 곳을 찾아서 그곳으로 가던 혈액순환은 최소한으로 만들어야만 필요한 곳으로 더 보낼 혈액이 생기기 때문이다. 이런 기본적인 스트레스의 생리작용에 대한 이해를 먼저 해야 스트레스를 정상으로 환원시킨 다음의 몸 상태에 대한 이해를 제대로 할 수 있게 될 것이다.

① 심장을 통한 혈액순환을 늘리기 위하여 우선 심장이 빨리 뛰게 된다. = **심계항진**
② 심장이 빨리 뛰고 혈액을 보내는 힘을 올려주기 위하여 혈압이 올라가게 된다. = **고혈압**
③ 혈액이 많이 가는 곳으로는 관절과 근육이 있다. 더 많은 힘과

빠른 반사를 위해서이다. = **관절통 및 근육통**

④ 혈액이 많이 가야 하고 또 힘을 더 내기 위해서는 혈중 포도낭이 올라가게 된다. = **당뇨병 또는 신진대사증후군**

⑤ 기관지를 확장시켜 호흡을 더 원활하게 하고, 폐로 하여금 산소를 더 잘 받아들일 수 있게 해준다. = **기관지천식**

⑥ 이런 상태가 장기적으로 지속되면 힘을 더 내기 위한 혈중 지방도 올라가게 된다. = **고지혈증**

⑦ 혈액이 많이 가는 곳으로 우선 두뇌가 있다. 빠른 판단을 위해서이다. 남이 못 보는 것을 보게 되고 남이 못 듣는 것을 듣게 된다. = **신경과민**

스트레스 상태에서는 별로 많은 혈액순환이 필요하지 않은 기관들이 있다. 이런 기관들에서는 스트레스 상태가 오래 지속될 때 다음과 같은 생리작용이 생기게 된다.

- **위장계통** : 소화불량, 변비, 신경성 위장염
- **피부** : 피부로 가는 혈액순환이 줄어들게 됨으로써 손발을 비롯한 피부가 차게 된다.
- **생식기관** : 스트레스 상태에서는 다음 세대를 이어가야 한다는 성적인 동기가 소멸하게 된다. 따라서 불임증, 발기부전으로 이어진다.
- **면역계통** : 스트레스가 오게 되면 세균 침입, 암 발생에 대한 감시 기능보다는 우선 호랑이로부터 살아남는 것이 더 중요하게 되므로 면역의 중요성은 뒤로 밀리게 된다. 스트레스에 빠지게

될 때 감기 등 바이러스에 약해지는 이유인 것이다. 만성 스트레스와 암 발생과도 무관하지는 않다.

의사에게 찾아갔을 때 모든 검사를 다 했는데도 불구하고 별 특별한 이상이 발견되지 않을 때에는 위에 열거한 여러 가지의 스트레스 상태를 생각해 보아야 한다. 스트레스가 원인이 되어 시름시름 생기 없이 하루하루를 살아가야 하는 경우도 있지만, 스트레스인 줄 알고는 있지만 출구가 보이지 않아 스트레스로 인한 여러 가지의 증상과 질병으로 고생하는 사람들도 얼마든지 있다.

이때 스트레스가 원인이 되어서 문제가 생겼다는 것을 알게 되면 일단은 문제의 발단에 대해서는 확인이 된 것이다. 다음에 확인된 스트레스에 대한 출구까지 마련된다면 무서운 호랑이를 자그마한 고양이 새끼로 만들 수 있게 되어 다룰 만하게 될 것이다.

스트레스 호르몬들

스트레스에 빠지게 되면 스트레스 호르몬들이 나오게 된다.

에피네프린과 스테로이드이다. 여러 가지의 스트레스와 관련된 생리작용들은 주로 이 두 가지의 스트레스 호르몬에 의해서 발생하게 된다. 앞에 열거한 모든 생리작용들인 것이다. 스트레스 호르몬에 대하여 좀 더 자세하게 알아보기로 한다.

• 에피네프린

주로 부신피질에서 많이 생성된다. 교감신경은 깨어 있는 동안 우세한 신경으로 우리 몸에 긴장감을 가져오는 동시에 어떤 문제가 발생했을 때 효과적으로 대처할 수 있게 해준다(반대로 잠을 자거나 깊은 휴식 상태에 들어가면 부교감신경 지배 아래 들어가게 된다).

에피네프린은 동공을 확장시켜 주면서 눈에 더 많은 광선이 들어오게 해준다. 즉 더 잘 보게 만들어 준다. 심장을 빠르게 뛰게 만들며 혈압을 올려주어 혈액순환을 빠르게 해준다. 기관지를 확장시켜 호흡을 더 잘하게 해주어 산소를 더 많이 받아들일 수 있도록 해준다(기관지천식에 쓰인다). 혈당을 올려주어 에너지 생산을 돕는다. 반대로 피부나 위장으로 가는 혈액순환은 줄어들게 만들어 준다. 바로 앞에 언급한 "싸우거나 뛰거나"의 생리작용을 즉각적이고 강력하게 해주는 생리작용은 주로 에피네프린의 작용이라고 보면 된다.

• 스테로이드

에피네프린은 스트레스에 빠지게 되면 즉각적으로 반응하는 스트레스 호르몬인 반면에 스테로이드는 어느 정도의 시간이 지나면서 나오게 되는 스트레스 호르몬이다. 이 스트레스 호르몬도 혈압과 혈당을 올려주게 됨은 에피네프린과 마찬가지이다. 그러나 다른 면에서는 에피네프린과 전혀 다른 역할을 한다. 예를 들어 전해질의 균형이 흐트러지게 되면 염증을 내리는 작용으로 몸을 붓게도 만들어주어 결과적으로 둥근 얼굴과 몸이 붓게 되는 현상이 나타난다. 그렇게 되면 피부가 얇아지면서 피멍이 잘 들게 된다. 염증을 내려줌과 동시에 면역력도 함께 내려주는 성질을 갖고 있다. 따라서 무슨 이유에서든지 스테로이드를 장기간 복용해야 하는 사람들은 면역력 저하에 유의해야 한다.

에피네프린과 같이 기관지천식에도 쓸 수 있는데, 이때 스테로이드의 작용은 에피네프린과는 다른 작용을 하게 된다. 에피네프린이 기관지를 확장시켜 주는 작용을 하는 반면에 스테로이드는 기관지에 와있는 염증을 내려주므로 기관지 내면을 풀어주는 역할을 하게 되는 것이다. 에피네프린도 그렇지만 스테로이드를 장기간 복용하게 되면 많은 부작용이 오게 된다.

고혈압, 성인 당뇨병, 암도 스트레스 때문?

고혈압이나 성인 당뇨병은 상당히 파악하기 어려운 병이다. 그러나 고혈압과 성인 당뇨병 사이에는 스트레스라는 공통점이 있다. 고혈압이나 성인 당뇨병을 갖고 있는 사람들이 스트레스에 노출되면 혈압이 더 올라가고 혈당도 더 올라가는 것으로 관찰된다. 특히 스트레스가 만성적인 경우에는 고혈압 환자나 성인 당뇨병 환자나 그 병세가 악화되는 것이 보통이다. 그러다가 스트레스가 없어지게 되면 혈압이나 혈당에 좋게 작용하게 된다. 스트레스가 고혈압과 성인 당뇨병에 직접 또는 간접적으로 작용함에 틀림없다.

현재 고혈압이나 성인 당뇨병 환자의 증가는 거의 모든 선진국에서 다 볼 수 있는 현상이다. 선진국에서 사는 사람들의 대부분은 도시생활을 하고 있다. 도시생활과 고혈압 혹은 성인 당뇨병의 발병 사이에는 어떤 관계가 있을까? 즉 한 사람이 차지할 수 있는 공간이 줄어드는 데서 오는 스트레스와 어떤 관계를 갖고 있지 않을까?

공간이 한정되어 있는 엘리베이터에 올라타는 사람들의 숫자에 따라서 오는 감각이 다 다르다. 사람들의 숫자가 늘어날수록 점점 더 답답해지게 된다. 그러나 엘리베이터의 특성상 짧은 시간 동안만 좁은 공간으로부터 올 수 있는 스트레스를 받게 된다.

그렇다면 한 사람이 차지할 수 있는 공간이 제한되어 있는 곳에서 살아가면서, 또한 끝이 보이지 않는 오랜 기간 동안 살아가야 할 때 사람들이 받는 스트레스가 고혈압이나 성인 당뇨병에 어떤 작용을 하게 될까?

100세인들은 생활로부터 오는 스트레스를 잘 밀어내는 특징을 갖고 있다. 즉 스트레스를 밀어내면서 살아가는 방법을 터득한 사람들이 갖게 되는 재산이 건강, 장수인 셈이다.

100세인들의 특징은 병의 압축이다. 즉 100세인들은 평소에는 특별한 병을 앓지 않다가 100세가 되면서 평균 2년 정도 더 살다가 죽는 것이 보통이다(100세인들은 오랜 기간 동안 앓지 않고 짧게 앓다가 죽는다). 또한 100세인들에게는 암 환자가 거의 없다고 한다. 이 말은 면역력에 아무런 문제가 없었다는 뜻이나 마찬가지이다.

스트레스가 찾아올 때

이제까지 스트레스에 대하여 비교적 자세하게 알아보았다. 스트레스가 각종 성인병의 원인이 되거나 최소한 이 병들을 악화시킨다는 것에 대하여 알게 되었다. 그렇다면 스트레스를 어떻게 피해갈 것이며, 또한 이미 와 있는 스트레스에 대하여는 이를 어떻게 풀 것인지에 대하여 알아볼 순서라고 여겨진다. 특히 100세인들은 스트레스를 잘 풀었다고 하는데 어떤 식으로 스트레스를 풀었는지에 대하여 알아보기로 하자.

스트레스에 대처하는 방법으로 신경안정제를 복용하는 것도 한 가지 방법임에는 틀림없다. 그러나 신경안정제를 복용할 때의 문제점은 신경안정제의 약효가 떨어지게 되면 같은 스트레스를 다시 마주하게 되면서 상대해야만 한다는 것이다. 오히려 전보다 더 큰 스트레스로 변해 있을 가능성이 있게 된다.

따라서 스트레스를 상대하는 가장 좋은 방법은 스트레스를 직접 대면하면서 이를 정확히 보고 난 후에 이에 대한 대책을 세우는 방법이라야 스트레스를 제대로 상대할 수 있게 된다. 여러 가지 방법들에 대하여 알아보기로 한다.

- 정말로 큰일인가? : 연구조사에 의하면 큰일로 인한 고민보다는 작은 일로 인한 고민들이 사람을 더 괴롭힌다고 한다. 잘 생각해 보아야 할 사항이다.

- 선택적일 경우가 많다 : 누가 강요해서 스트레스 상태에 놓인다기보다는 스스로 선택해서 스트레스 상태에 들어가는 것이 아닌가 잘 생각해 보아야 한다.

- 자신을 뒤돌아보도록 한다 : 나에게 찾아오는 스트레스는 나의 주관적인 기억을 여과하면서 스트레스로 정착하게 된다. 스트레스의 특징 중 하나로 너무나 많은 사실을 알고 있다는 것이다. 이런 경우에는 생각을 줄여서 단순한 쪽으로 가야 한다. 또한 목표를 너무 멀리 그리고 크게 잡아놓고 이로 인한 스트레스가 아닌지 고려해 보아야 한다.

- 혼자서 걱정하고 해결할 필요는 없다 : 스스로 자신을 찾기보다는 절대자에 의지해서 자신을 찾고 자신의 위치를 정립하고 있을 때 주변으로부터 오는 스트레스는 하나의 과정임을 알 수 있게 된다. 나에게 주어진 선물 보따리를 풀어가는 과정이라고 생각하는 것이 나에게 주

어진 애물단지라고 여기는 것보다 훨씬 낫다. 큰 그림 속에서 나를 발견하고 주변을 뒤돌아볼 때 방향이 잡히고 그 내용이 더 잘 보이게 된다.

- 스트레스의 증상들 : 스트레스에 싸여 있을 때에는 다음과 같은 증상과 자세가 나올 수 있다. 목, 턱, 어깨 및 등의 근육이 긴장되어 있다. 목소리가 긴장되어 있고 힘들게 나온다. 어깨가 올라가 있다. 손가락 발가락이 말리게 된다. 다리를 떤다. 척추에 힘이 들어간다. 이마와 머리의 근육이 긴장되어 있다. 이로 인한 두통이 생길 수 있다. 손이나 겨드랑이에 땀이 많이 난다. 작은 일에도 신경을 쓰게 되며 과도한 반응을 보인다. 얼굴을 찌푸린다. 맥박과 심장이 빨리 뛴다. 행동이 돌출된다. 호흡이 고르지 않고 한숨을 자주 쉰다. 숨이 막히는 감이 든다. 소화가 안 되고 변비나 설사가 자주 난다. 때때로 구역질이 난다. 줄담배를 핀다. 눈을 자주 깜박거리고 눈이 피로하다는 호소를 한다.

사람에 따라 나타나는 스트레스 증상들이 다 다르다. 또한 한 가지 증상만 나타나는 것이 아니라 여러 가지 증상이 돌아가면서 나타나기도 한다.

스트레스를 푸는 방법들

스트레스 증상들이 나타나면 혹시 내가 스트레스에 싸여 있는 것이 아닌가 생각해 보아야 한다. 우선 가장 간단하게 스트레스에 대처하는 방법은 미소를 짓거나 한 번 크게 웃어 보는 것이다. 많은 경우에 안면근육운동인 미소와 웃음이 뇌에 좋은 영향을 끼친다. 심지어는 기분이 좋아서 웃는 것이 아니고 웃으니 기분이 좋아진다는 말도 있다. 이때 기지개를 켜면서 온몸의 관절과 근육에 쌓여 있는 긴장감을 풀어본다. 본격적인 스트레스 푸는 방법들을 쓰기 전에 한 번쯤 해볼 만한 방법들이다.

- 스트레스 해소에 도움이 되는 방법들

① 긴 회의를 할 때 긴장되면서 위의 증상들이 나타나기 시작하면 밖으로 나가서 가만히 웃어보면서 긴장되어 있는 근육 부위를 풀어주는 운동을 해보도록 한다.

② 직장이나 가정의 곳곳에 자기만 아는 표시를 붙여놓는다. 이 표시를 볼 때마다 내가 혹시 스트레스에 싸여 있지 않은가를 점검한다.

③ 이때 내 인생의 목표가 무엇인가를 점검해 본다. 혹시 나

와는 별로 상관없는 일로 인한 스트레스가 아닌가를 알아보는 것이다. 인생의 목표가 세워져 있다면 일의 완급에 대한 순서가 매겨져 있어야 하며, 인생목표를 세워 놓아야 스트레스를 최소한으로 만드는 데 도움이 된다.

④ 생활이 잘 정리되어 있는 사람들은 스트레스를 피해가는 데에도 별로 문제가 없다. 모든 일을 기록하는 습관은 여러 가지 면에서 스트레스 해소에 좋다.

⑤ TV 시청 시간을 정해 놓는다. 꼭 필요한 프로만 시청하도록 한다. TV로 인한 생활의 리듬이 깨어지면서 스트레스 해결에 도움을 주지 않는다. 각종 취미생활도 마찬가지이다.

⑥ 일에 싸여 있을 때에는 누구로부터 도움을 얻을 수 있는지 점검해본다.

⑦ 혼자서 괜히 급해지는 것을 피한다. 정신을 차려 처해진 상황에 대한 파악을 정확히 한다.

⑧ 문제가 있을 때는 혼자서 고민하지 말고 사람들에게 알리면서 도움을 받을 수 있도록 한다.

⑨ 가능하다면 잠시 동안 피하는 방법도 생각해 본다.

⑩ 혹시 남을 따라 하다가 발생한 스트레스가 아닌가 점검해 본다. 내 형편에 맞는 생활을 찾도록 한다.

⑪ 혼자서는 안 되겠다는 판단이 섰을 때는 곧 전문인들의
도움을 요청한다.

위의 과정을 거치고 난 후에는 다음과 같은 스트레스 환원·축소 방법들이 있다.

• 명상법 : 명상법을 할 때는 두 가지에 집중해야 한다. 첫째는 복식호흡이다. 주먹 하나 정도 배꼽 아래에 코가 있다고 생각하고 그 코로 숨을 들이마시고 내뿜는다는 생각으로 호흡을 조절하는 호흡법이다. 허리를 직각으로 유지하면서 복식호흡을 하는 것이다.

• 진행형 근육 이완법 : 이 방법은 전문가의 지도를 받으면서 온몸의 근육을 이완시킴으로써 마음의 이완을 가져오게 하는 방법이다.

• 유도 영상법 : 우리의 뇌는 시각중심으로 기억장치가 되어 있다. 물론 들어서 아는 것, 감촉으로 아는 것, 맛이나 냄새로 아는 기억들도 있으나 시각적으로 정돈된 기억이 가장 섬세하고, 세밀하고, 또한 오랫동안 보관되어 있다.

편안한 자세를 취한 다음 눈을 감는다. 각자가 좋아하는

장면을 연상하는 것이다. 바닷가도 좋고, 조용한 호숫가도 좋다. 흐르는 냇가가 있고 새가 있는 산속도 좋고, 먼 시골풍경도 좋다. 이때 우리의 뇌는 연상한 장면인지 아니면 실제의 장면인지 구별하지 못한다.

먼 시골길을 혼자서 걸어간다. 논길을 걸어가는데 익은 벼가 출렁거리며 메뚜기가 여기저기서 뛴다. 한 10리 정도 되는 길을 걸어간다. 초가집들이 몇 채 보인다. 지붕에는 빨간 고추를 널어서 말리고 있고, 흰 박도 눈에 보인다. 담에는 누런 호박도 달려 있다. 가까이 갈수록 시골 초가집의 모습이 점점 세밀하게 드러난다. 검정개가 어슬렁거리며, 수탉 한 마리와 암탉 여러 마리가 땅을 파헤치고 있다. 마당에는 콩, 수수 등을 말리는 멍석들이 널려 있고, 부엌 앞마당에는 절구통도 놓여 있다. 찾아가는 집이 외갓집이라고 해도 좋고 먼 친척집이라고 해도 좋다. 외할머니가 반갑게 마중 나오는 장면을 연상해 본다.

1970년대 때까지만 해도 볼 수 있었던 시골풍경이다. 사람에 따라 다르겠지만 여기까지 오는데 5~10분 정도 걸렸을 것이다. 생각해보자. 이 5~10분 동안 맥박, 혈압 및 호흡이 어떻게 되었을까? 틀림없이 안정됐을 것이다. 근육도 이완되어 있을 것이다. 싸우거나 뛰거나 반응은 지금쯤 없어졌을 것이다.

• 운동 : 어떤 운동을 하든지 상관없으나 걷기 운동이 가장 좋다. 앞장에서도 언급했지만 걷기 운동은 유산소 운동임과 동시에 왼쪽 두뇌와 오른쪽 두뇌를 동시에 쓰면서 발바닥으로 표면을 분석하면서 생각을 한 곳으로 모아갈 수 있게 된다. 특히 호흡법을 조절하면서 걷는 방법(코로 숨을 들이마시고 입으로 내보내는 호흡법)은 근육조절은 물론 생각의 조절도 가능하다고 한다.

• 양질의 잠 : 잠을 잘 자고 나면 모든 것이 좋아진다. 많은 경우에 잠자리에 들어갈 때 갖고 들어갔던 고민거리가 아침에 깨어나 보니 훨씬 작은 고민거리로 변해 있음을 발견하게 된다. 물론 좋은 잠을 자고 났을 때의 경우이다. 그러나 지난밤에 잠을 설치고 일어난 아침이면 지난밤보다 더 큰 고민으로 변해 있을 가능성도 있게 된다. 좋은 잠은 몸의 건강만 되찾아주는 것이 아니고 우리의 생각까지도 원활하게 돌아가도록 만들어 준다.

• 글쓰기 : 책도 읽지 않으면서 쓰는 글보다는 다른 사람들

이 쓴 책을 읽으면서 쓰는 글은 그 내용도 충실해지지만 나에게 가르쳐 주는 내용이 들어가 있게 된다. 다른 사람의 책을 읽다 보면 비판적인 안목이 생기게 되기 때문이다. 비판적으로 다른 사람의 책을 읽게 되면 나의 글에 대해서도 비판적으로 될 수 있다. 책을 읽으면서 또한 글을 쓰면서 나의 스트레스를 객관화시킬 수 있는 안목이 생기게 된다.

- 정원 가꾸기 : 정원을 가꾸거나 뒤뜰에 농사를 짓는 것은 몸과 마음을 깨끗하게 해주는 과정임과 동시에 미래를 가꾸는 작업도 된다.

- 걱정하는 시간을 따로 마련하기 : 피터 하우리는 걱정의 시간을 따로 마련해서 그 시간에는 다른 생각을 하지 말고 걱정만 하라고 충고하고 있다. 특히 잠자러 가기 전에 가지고 있는 걱정을 다해 본 후에 더 이상 걱정할 것이 없게 된 다음에는 잠을 잘 잘 수 있게 될 것이다.

병을 앓게 되는 이유

병을 앓게 되는 이유들은 많이 있을 것이다. 물론 병이란 결과이다. 따라서 결과에 대한 원인을 찾아보는 과정도 있어야 한다. 아서 후랭크는 〈상처받은 이야기꾼〉이란 책에서 병든 것이 반드시 나쁜 것만은 아니라고 말하고 있다. 역설적이지만 그가 지적하는 대로 고려해 볼 점은 있다.

- 몸이 소리를 내고 싶을 때 : 아서 후랭크는 중병을 앓게 된다는 것은 '목적지와 지도'를 잃은 상태라고 말하고 있다. 한두 번 잘못 가는 길이 아니고, 계속해서 잘못된 길을 가다 보면 병이 들게 되는데, 이럴 때 몸이 소리를 내고 싶기 때문에 병에 걸리게 된다는 것이다.

그럼에도 불구하고 가장 중요한 몸이 내는 소리는 듣지 않고 다른 소리만 듣거나, 아니면 이것저것 다 무시하고 가던 길을 그대로 가기로 작정했을 때에는 어떤 일이 벌어질지 말하지 않아도 잘 알 것이다.

몸에 병이 생겼거든 몸의 소리를 들어주어야 그 몸이 무엇을 원하는지 알게 된다는 것이다. 이치에 맞는 소리다. 그러나 대부분의 경우에 내 몸의 소리는 들을 준비가 되어 있지 않고 남이 해주는 이야기만 듣게 된다. 흔히 볼 수 있는 광경이다. 들려오는 소리로는 내 소리도 있고 또한 주변의 소리도 있다. 내 몸이 소리를 낼 줄 안다는 사실을 인정해 주어야 한다. 몸이 스스로의 통제력을 잃었을 때 생기는 것이 몸의 소리이기 때문에 그 소리를 들어주어야 한다.

몸에서 들려오는 소리는 통증과 여러 가지 증상이 될 수 있다. 그러나 몸에서 들려오는 소리는 통증과 병의 증상 이상이 될 수 있다. 병의 증상보다는 훨씬 더 깊은 내용으로 되어 있다. 이런 소리를 객관적으로 듣는 사람들이 의사이다. 그러나 객관적인 몸의 소리뿐 아니라 몸에서 들려오는 소리를 자신이 들을 수 있을 때 여러 가지의 이야기가 만들어지게 된다. 의사들은 병력을 기록하면서 환자들의 몸에서 들려오는 소리를 해석하게 된다. 환자의 소리를 의사가 듣게 된 것이다. 환자 기록부에는 수많은 환자의 목소리가 적혀 있다. 그러나 환자 자신들도 자신의 몸으로부터 들려오는 여러 가지의 소리에 대한 스스로의 해석을 할 수 있어야 한다. 몸이 내는 소리를 들을 때 병에 대한 이해가 깊어지게 될 것이다. 예를 들어보자.

육식을 많이 한 결과 콜레스테롤이 올라가 있고 동맥경화가 온 결과 심근경색증이 온 사람이 있다고 하자. 이 사람이 들어야 할 본인의 소리는 육식을 줄여야 한다는 메시지여야 한다. 이런 목소리는 듣지 않고 육식을 계속하면서 콜레스테롤을 낮추는 약만 복용한다고 한다면 이 사람의 병은 근본적으로 해결되지 않을 것이다.

성인 당뇨병도 마찬가지이다. 운동부족과 잘못된 음식 섭취로 온 당뇨병 치료에 혈당을 낮추는 약만 복용한다면 성인 당뇨병에 호전이 오기는 힘들 것이다. 암도 그렇고 관절염도 마찬가지이다. 본인의 몸으로부터 오는 목소리를 들을 줄 알아야 치병에 도움이 된다. 위에서 언급한 대로 중병에 걸렸다는 것은 '목적지와 지도'를 잃은 후 잘못된 길로 들어섰다는 것인데 잃은 '목적지와 지도'를 다시 찾은 후 옳은 길을 다시 찾아서, 그 길을 걸어가야 목적지에 도달할 수 있게 될 것이다.

동호인들의 모임

취미생활의 동호인들이 아니고 같은 병에 걸린 사람들이나 그 병으로부터 회복된 사람들이 스스로의 소리를 내기 위하여 만든 모임이다. 많은 경우에 이들이 하는 소리는 "왜 내가 진작에 병에 걸리지 않았는지 모르겠다. 병에 걸리지 않았더라면 아직도 같은 생활을 했을 것이다."라고 말한다. 손가락이 밖으로 향하는 것이 아니고 안쪽으로 향하게 되면서 스스로의 소리를 듣는 사람들의 모임인 것이다.

이들의 소리는 강력한 힘을 지니고 있다. 전파력이 있는 것이다. 이런 사람들이 말할 때 듣는 사람들이 생기게 된다. 본인이 받아 본 상처에 대한 이야기이기 때문이다. 남의 이야기가 아닌 것이다. 특히 지금 막 같은 병에 걸려서 마음의 고생을 시작하는 사람들에게는 더없이 큰 도움이 되는 소리가 된다. 내가 앓아 본 병이고, 그 병에 걸리게 된 원인에 대한 내용이고, 더 나아가서는 어떻게 해서 그 병으로부터 벗어날 수 있었는지에 대한 이야기인 것이다. 한마디로 동병상련인 것이다.

치유가 일어나려면 우선 마음의 문이 열려야 한다. 치유의 첫 단계인 것이다. 한편 치유의 다른 한 끝은 원래의 모습을 되찾게 되는 것이다. 그 사이에는 많은 단계가 있다. 어느 단계에 속하더라도 치유인 것이다. 동호인들은 치유를 도와준다. 마찬가지로 상처받은 이야기꾼들도 치유를 도와주게 된다.

이때 동호인들이나 상처받은 이야기꾼들의 목소리가 몇

갈래로 갈라져서는 안 된다. 한 가닥으로 잡혀 있는 목소리여야 한다. 왜냐하면 복잡한 이야기는 오해를 불러일으키고 잘못하면 병을 더 악화시킬 수 있기 때문이다. 간단명료하면서 정확한 내용이어야 한다.

06

치매 이전의 삶을 사는 황금 룰 ⑤
두뇌가 늙지 않게 하는 외로움 해소법을 찾자

외로움에 대하여 알아보면 의외의 것들에 대하여 알게 된다.

혼자 왔다가 혼자 가는 것이 인생이라는 것에 대하여 이의를 달 사람은 없다. 그러나 살아가는 동안에 수많은 사람들과 만나게 되면서 어떤 식으로든지 인간관계를 맺게 되는데, 이때 어떤 인간관계를 맺어야 풍부한 삶을 살게 되는지에 대하여 알아볼 필요가 있다. 외로움이란 사회생활을 통한 인간관계를 제대로 맺지 못했을 때 생기는 감정이라고 볼 수도 있다.

어떤 심리학자는 외로움은 다음의 세 가지 원인으로부터

올 수 있다고 말하고 있다.

첫째, 자기 자신을 찾지 못했을 때 느끼는 외로움이다. 착각 속에서 살아가고 있는 사람들이 이 범주에 속한다.

둘째, 다른 사람들과의 인간관계로부터 느끼게 되는 외로움이다.

셋째, 더 큰 범위에 속한 것으로, 예를 들어 일제에 나라를 빼앗겼을 당시 한국인이라면 누구나 외로움을 느끼게 되었을 것이다. 이런 외로움은 첫째의 원인과 둘째의 원인에 대한 대책이 마련된다고 하더라도 잃었던 나라를 다시 찾지 못하는 한 지속되는 외로움이 될 것이다.

외로움도 감정에 속하는데, 최근에 와서야 감정에 대하여 알아보기 시작하였기에 외로움을 포함하여 감정 전반에 걸쳐서 다양한 언어가 발달할 수 있는 기회가 없었다. 즉 외로움도 세분화된 내용이 있을 것이지만 이에 대한 생각을 별로 하지 않았던 인류에게는 이에 해당되는 마땅한 언어가 발달할 수 없었던 것이다.

언어는 사람들의 생각을 명확하게 해주는 힘을 갖고 있다. 예를 든다면 같은 붉은색이라도 연한 붉은색, 분홍색에 가까운 붉은색, 검붉은색이라는 표현에 따라서 사람들에게 주는 인상과 이로부터 오게 되는 감정에 대한 범위를 정해

주게 된다.

그러나 외로움이라는 감정에 대하여는 이를 세분화해서 표현할 언어가 없기 때문에 외로움이라면 외롭다는 생각밖에는 전달이 되지 않게 된다. 앞으로 외로움에 대한 더 많은 연구가 있게 될 때 세분화된 외로움의 표현이 가능하게 될 것이다. 외로움에 대한 내용이 심도 있게 알려지게 되면서 외로움이란 뉘앙스적인 문학적 표현으로부터 벗어나 건강에 크게 작용하는 요소로 등록하게 될 것이고, 이는 현재진행형으로 추진되고 있다.

외로움이라는 감정은 다른 감정과 같이 몸에 어떤 식으로든지 작용하게 된다. 왜냐하면 모든 감정은 우리 몸에 어떤 식으로든지 작용하면서 특정한 생리작용으로 이어지기 때문이다. 이때 외로움은 부정적인 생리작용으로 이어지게 될 가능성이 높아진다. 외로움을 긍정적인 감정으로는 보기 힘들다. 특히 외로운 처지에 놓인 사람은 우울증으로 발전할 가능성 역시 같이 올라가게 된다.

외로움으로부터 오게 된 우울증 치료를 약물에만 의존하면서 외로움이라는 원인 치료를 게을리하게 되면 우울증 치료에서 제대로 된 결과를 얻기 힘들게 될 것이다. 즉 몸에 이어서 마음에까지 영향을 주는 것이 외로움인 것이다. 외로움으로 인하여 얻게 되는 부정적인 몸의 상태로 각종 질병을 얻게 될 가능성도 얼마든지 있게 된다.

외로움으로 인하여 얻게 된 질병으로 고생하는 사람이 있을 때는 외로움이라는 원인에 대한 대책을 같이 세워줄 때 더 큰 효과를 볼 수 있다. 외로움이 원인이 되어 몸에 병이 생겼는데 이를 고칠 생각은 하지 않고, 이로부터 얻게 된 증상만 상대하면 외로움은 점점 더 깊어지게 될 것이다.

외로움이란?

혼자 있다는 생각, 고독하다는 생각, 이는 어디까지나 주관적인 판단이다. 외로움 또는 고독이란 어떤 처지에 놓여 있더라도 주관적으로 느끼는 감정이다. 즉 외로움이란 혼자 있음을 절실하게 느끼는 감정이다. 그러나 혼자 있으면서도 외로움을 느끼지 않을 수도 있고, 수많은 군중 속에 있으면서도 외로움을 느낄 수도 있다. 외로움이란 어디까지나 주관적인 감정이기 때문에 주변 환경이나 어떤 객관적인 잣대로 외로움을 잴 수 없는 특징을 갖고 있다. 많은 사람들이 이에 동의할 것이다.

누구나 때때로 외로움을 느끼게 된다. 때에 따라서 짧고 가벼운 외로움이 될 수도 있고, 경우에 따라서는 아픔이 따르는 심각한 외로움이 될 수도 있다. 공연이 끝난 다음 공연장에 혼자 남아 있을 때 느끼는 외로움이 있을 수 있는 반면에, 사랑하는 사람의 죽음을 맞이하면서 가슴을 도려내는 듯한 외로움을 갖게 될 때도 있을 것이다.

외로움은 왜 견디기 어려운가? 혼자서 잘 살아가는 동물들도 있는데 사람은 왜 외로움을 느끼게 되나? 혼자 있으면 외로울 뿐 아니라 무섭기까지 하다. 사람은 혼자서는 살아가기 힘들게 만들어진 때문인가? 심각한 외로움은 아픔을 동반하게 된다. 본래 아픔은 위험을 예고하는 것이다. 즉 아픔을 외면하면 생존에 위협을 받을 수 있게 된다. 아픔과 위험을 피해가기 위하여도 외로움으로부터 벗어나려는 노력을 해야 한다. 몸의 아픔만 위험을 예고하고 있나? 아니면 사회적인 아픔인 외로움도 혹시 위험을 예고하고 있는 것은 아닌지?

혼자 있을 때보다 여럿이 같이 있으면 위험으로부터 벗어나는 데 도움이 되지 않았는지? 이 시점에서 외로움에 대하여 알아볼 것도 많고 외로움에 대한 생각도 정리해 보아야 할 때가 온 것 같다.

외로움이라는 감정이 건강에 미치는 영향은 절대로 무시할 수 없을 정도로 심각할 수 있다. 외로움이 깃들기 시작하면 이에 상응하는 생리작용이 일어나기 시작하면서 부정적인 건강상태로 되기 쉽다. 학자에 따라서는 외로움을 흡연, 고혈압, 당뇨병, 운동부족 및 비만증과 같은 대열에서 몸과 마음에 부정적인 영향을 끼치게 된다고 말하고 있다.

외로움도 스트레스 상태에 놓여 있을 때와 마찬가지로 스트레스 호르몬의 분비를 촉진시키면서 몸에 연쇄반응을 일으켜서 이에 상응하는 부정적인 생리작용을 유발시킨다. 그 결과 수면장애는 물론 면역력, 심혈관 기능을 비롯한 몸의 여러 계통에 부정적인 영향을 끼치면서 몸 전체에 부정적인 영향으로 이어지게 된다. 그 결과 건강을 해칠 수 있게 된다. 더 나아가 외로움은 노화를 촉진시킨다는 증거들도 나오고 있다.

인류의 노령화 현상은 이제 돌이킬 수 없이 도도히 흐르는 역사적인 사건이라고 볼 수 있으므로 현대인들에게는 외로움에 대한 대책을 세운다는 것은 누구에게나 필요한 일이 되겠지만, 노인들에게는 더 절실하게 필요한 대책이 될 것이다.

• 외로움이라는 통증 : 외로움이 심해지면 아픔이 따르게 된다. 그런데 외로움으로부터 오는 아픔과 실제의 통증을 느끼는 뇌의 중추가 일치한다. 특수 뇌 촬영술(fMRI)을 통하여 볼 때 사회적인 외로움을 느낄 때 반응하는 뇌의 부분과 신체에 통증이 있을 때 반응하는 부분이 일치하고 있다(dorsal anterior cingulate). 여기에는 상당한 의미가 담겨 있다고 볼 수 있다. 외로움으로부터 오는 통증과 어떤 원인이 있어서 생기게 되는 신체상의 통증을 뇌의 같은 부분에서 감지한다는 것은 외로움에는 통증이 따를 수 있음을 말해주고 있는 것이다.

외로움에 대한 연구는 심리학이나 사회학 전문가들의 전유물이 될 수 없다. 여기에는 생리학자, 내분비학자, 정신과의사, 신경과학자, 행동유전학자, 생물통계학자 및 심장전문 의사들의 참여가 있어야 좀 더 완벽한 내용의 연구조사가 이루어질 수 있다. 경우에 따라서는 신학자와 철학자들의 도움도 필요하다. 생리학을 넘어서 사회학 및 심지어는 영혼이 몸에 미치는 영향에 대하여 알아보아야 할 때가 있기 때문인 것이다. 학문 사이에 통합적인 접근이 있어야 외로움이라는 새로운 제목에 대하여 구체적인 이해를 할 수 있을 것이다.

다른 사람들이 같이 있다는 사실만으로도 외로움이 완화될 수 있는 경우도 있다. 더 나아가 외로움이라는 통증을 다스리는 방법으로 외로움의 뜻을 새기면 도움이 된다. 즉 의미를 찾는 자세 그 자체가 외로움으로부터 오는 통증을 많이 완화시켜 주게 된다.

인생에서 가장 중요한 행사는 생산, 출생, 질병 및 사망이라고 할 수 있다. 기독교에서 생산은 결혼의식(marriage)으로, 출생은 세례식(baptism)으로, 질병은 병자성사(anointment)로, 그리고 사망은 장례식(last rite=funeral)이라는 종교 의식(ritual)으로 치른다. 이런 종교의식에는 특별한 뜻이 내포돼 있지만 이런 종교의식을 통할 때 사람들은 깊은 내면에까지 닿게 되면서 인생의 뜻을 찾게 되는 도움을 주면서, 이때 같이 있는 외로움도 달래주게 된다.

• 점점 외로워지는 세상 : 사람들이 외로움을 더 심하게 느끼게 되는 이유 중의 한 가지로 컴퓨터를 들 수 있다. 사람의 두뇌가 따라가기에는 역부족일 정도로 컴퓨터의 정보 저장 능력과 정보 처리 능력은 뛰어나다. 컴퓨터 한 대만으로도

그 능력이 뛰어난 데 세상에 있는 거의 모든 컴퓨터가 서로 연결되어 있어 이들 컴퓨터의 초능력이 미치는 범위는 상상을 초월한다. 사람들 간의 거리를 점점 더 멀어지게 하면서 한편 사람들은 이를 이용하여 E-mail, 전자신문, 각종 정보 획득을 할 뿐 아니라 컴퓨터 화면을 보면서 서로 대화도 한다.

여기에서 더 나아가 같은 관심과 취미를 갖고 있는 사람들이 한 곳으로 모여 서로 정보를 교환하면서 동아리를 만들어가는 각종 사회관계망서비스(social network service=SNS)를 형성, 수많은 사람들이 이에 참여하면서 엄청난 속도로 정보가 확산되고 있다.

어떤 학자는 사회관계망서비스가 급속도로 퍼질 수 있었던 배경에는 인류의 외로움이 있었기 때문이라고 풀이하기도 한다. 즉 사람들이 외롭지 않았다면 오늘날의 페이스북(Facebook), 트위터(Twitter)와 같은 사회관계망서비스가 그렇게 높은 인기를 얻을 수 없었을 거라는 것이다. 현대인들에게 외로움이란 이제 떼어놓으려야 떼어놓을 수 없는 하나의 필수품이고 동반자라는 것이다.

인간은 태어날 때부터 외로움으로부터 벗어나면서 살아가려는 강한 본능을 갖고 있다. 인류의 역사는 협동과 타협

이 앞장설 때는 평화와 번영이 있어 왔고, 경쟁과 전쟁이 우선할 때는 비참함과 피곤함이 그 내용으로 되어 왔다. 여기서 걱정되는 것은 세계는 점점 좁아지면서 사람들 사이는 점점 더 멀어져 가기만 한다는 것이다. 요즈음에는 무한 경쟁이란 말이 하나도 이상하게 느껴지지 않을 정도로 가까이 있고, 그 무대는 이제 글로벌 즉 전 세계를 대상으로 벌어지는 피나는 경쟁시대에 돌입했다는 것이다. 100리를 목표로 하면서 걸어갈 때 10리 지점은 쉽게 지나갈 수 있다. 그러나 10리를 목표로 해서 걸어갈 때의 10리 길은 의외로 먼 거리로 느껴지게 될 것이다. 외로움을 달래는 방법으로 외로움을 직접 상대하지 말고 더 큰 목표를 향해서 간다면 도중에 외로움을 지나치게 되지 않을까?

외로움으로부터 벗어날 수 있는 방법으로 사람들은 인간관계를 형성하면서 사람들을 만나는 길보다는, 애완동물에 집착하거나, 운동선수, 유명가수 또는 영화배우 사진으로 벽을 도배하거나, 사회관계망서비스나 E-mail로 주고받으면서 체온이 없는 의인화에 얽매이게 되는 경우가 종종 있다.

이런 방법으로 외로움을 달래는 것은 일시적이기 때문에 근원적으로 갖고 있는 외로움에 대한 근본적인 대책은 될 수 없다. 현대인들이 갖고 있는 문제점들 중의 한 가지가 바로 의인화된 우상에 집착하고 있다는 것이다.

TV 연속극이 많은 인기를 끌고 있는 이유는 연속극에 등장하는 배우들과 자신을 일치시키면서 대리만족을 얻기 때문이다. 영화도 마찬가지이고 유명한 운동선수도 마찬가지이다. 이런 소비자들의 심리를 이용한 것이 유명 배우나 운동선수를 등장시킨 각종 광고들인 것이다. 배우나 운동선수들도 사람임에는 틀림없지만 이들에 의한 의인화 현상인 점에서는 다른 등장 요인들과 별다른 차이가 없다고 할 수 있다. 사람들의 외로움을 겨냥한 것이기 때문이다.

• 빨리 가려면 혼자 떠나고, 멀리 가려면 동행을 찾아라 : 이는 아프리카 속담이다. 인류의 발상지인 아프리카는 인류의 고향이 되면서 사람들이란 혼자서 살아가는 것이 아니라는 것을 알려주는 속담을 통하여 우리에게 중요한 가르침을 주고 있다.

인생길이 빨리 가는 길이 되면 곤란하고, 멀리 가려는 자세를 갖고 길을 떠나는 것이 편할 것이다. 인생길뿐 아니라 모든 일에 임하면서 빠른 길을 가려면 혼자서 떠나는 것이 상책일 때가 대부분이다. 그러나 먼 길을 혼자서 떠나면 외롭고 비능률적이다. 같은 방향으로 가는 동행을 찾아서 같이 길을 떠나게 되면 재미도 있고, 안전하다. 외로운 길을 혼자서 쓸쓸하게 가다 보면 다른 길로 들어서게 될 가능성도 높아진다. 결혼이라는 의식을 통하여 배우자를 찾아서 같이 인생길을 떠나는 것이 가장 좋은 예가 될 것이다.

 인생길을 걸어갈 때 어떤 동행자들을 만나는가에 따라서 인생이 완전히 달라지게 된다. 인생의 동행자들 중에서 가장 중요한 사람은 결혼을 통한 배우자가 될 것이다. 철없던 젊은 시절에 만나 자식 낳고, 어렵게 자식들을 키우면서 인생의 중반부를 같이 보낸 다음, 자식들을 출가시키게 된다. 홀가분한 기분으로 남편은 부인을 보고, 부인은 남편을 바라보면서 큰일을 해냈다고 안도의 큰 숨을 쉰 후 발견하게 되는 것은 본인의 얼굴은 물론 배우자의 얼굴에 생긴 주름살이 될 것이다.

 텅 빈 집안에 걸려 있는 자식들의 사진과 젊었을 때 본인의 사진들을 들여다보면서 갖게 되는 행복감에는 특별한 뜻이 들어 있게 된다. 좋은 배우자를 만나서 같이 인생길을 걸어가면서 같이 늙어간다는 것은 어떤 면에서는 커다란 축복이라고 할 수 있다. 그 축복은 외로움으로부터 멀어지게 하는 묘약으로 작용한다.

인간들의 사회적인 유대는 유전적인 내력을 갖고 있다고 보여진다. 공동생활을 하는 유인원이나 다른 동물들 중에서 인간만큼 복잡한 사회적인 유대관계를 갖고 살아가는 경우는 없다. 즉 인간들은 혼자서는 살 수 없고, 다른 사람들과 같이 생활해야 살아갈 수 있다는 DNA를 갖고 있기 때문에 생기는 현상이다. 사회적인 유대가 한 개인의 몸에 미치는 생리작용은 물론 감정에 미치는 영향은 생각보다 훨씬 더 심각할 수 있다. 사회적인 유대는 몸과 마음에 깊은 영향을 준다는 말이다.

이런 사회 환경은 신경 및 호르몬의 분비에 영향을 주게 되고, 신경 및 호르몬의 작용은 한 사람의 생각과 행동에 영향을 주게 된다. 이와 같이 사회적인 영향으로 발생하는 생각과 행동을 하는 사람들이 모인 곳에는 상응하는 특유의 사회 환경이 따로 형성될 것이다. 이렇게 형성된 특정한 사회 환경은 그 사회에 속하는 사람들의 신경 및 호르몬 작용에 또 다른 영향을 주게 되는 순환관계가 형성되는 것이다. 혹자는 이를 두고 역사의 발전이라고 표현한 바 있다.

외롭지 않으려면 사회적인 유대 관계를 잘 유지하는 길이 첩경이다. 좋은 건강을 유지하기 위하여도 사회적인 유대를 유지하는 것이 필요하다. 그러나 사람들은 세월이 지나면서 외로워지기 십상이다. 노후를 위해서도 외로움을 달래줄 수 있는 장치가 있어야 한다. 우리의 몸과 마음은 세월이 흐름에 따라 전과 같지 않게 되면서 점점 기울어지게 되는 것이 정상이다. 그러나 외로움의 치료제인 사회적인 유대관계를 잘 유지하고 있으면 노화를 늦추어 주면서 건강한 몸과 마음으로 인생 후반기를 맞이할 수 있게 될 것이다.

- 외로움으로 인하여 치르는 대가 : 외롭게 되면 일상생활에서의 크고 작은 실수에 대한 반응능력의 저하가 오게 된다. 이는 심리적일 뿐 아니라 생리적인 배경을 갖고 있기 때문이다. 외로움은 희미하기는 하지만 심혈관 계통이나 면역 계통에 지속적인 변화를 가져오게 하면서 이에 대한 시정이 없게 되면 노후에 문제를 일으킬 수 있게 되는 확실한 변화를 초래하게 된다. 이런 변화는 외로움이 오랜 기간 동안 누적되었을 때를 의미하는 것으로 때때로 갖게 되는 외로운 감정에는 해당이 안 된다.

젊은이들에게는 외로움이 신체적인 문제들을 일으키지 않는 것이 보통이다. 심지어는 외로운 이유로 술을 마시더라도 다른 이유로 술을 마시는 사람들과 별다른 차이를 보여주지 않는다. 그러나 중년에 이른 후에도 외로운 사람들이라면 문제는 달라진다. 술을 마시면서 운동도 게을리할 뿐 아니라 기름진 음식을 섭취하는 경향이 뚜렷해진다. 수면에서는 외로운 사람이라도 외롭지 않은 사람들과 비슷한 수면시간을 갖지만, 수면내용이 충실하지 않을 수 있기 때문에 수면으로 얻게 되는 회복기능은 떨어지게 되면서 낮에 졸게 된다.

젊은이들은 외롭더라도 이로부터 올 수 있는 스트레스에 굴복하지는 않지만, 쉽지 않은 시간을 보내게 된다. 이때 외로움과 스트레스가 해결되지 않으면 결국 어떤 식으로든지 그 대가를 치르게 된다. 외로움이 지속된 상태로 중년을 맞이하게 된 사람은 사회적인 유대가 좋은 사람들에 비하여 스트레스에 더 취약한 모습을 보여주기도 한다. 외로운 중년들은 이혼이 잦으며, 이웃과의 분쟁에 이어서 가족들과도 잘 지내지 못하는 경우가 종종 있게 된다.

외로운 유전인자에 사회적인 환경까지 겹치게 된 외로운 중년들은 사회에 대한 인식에서 외로움을 느끼게 되고, 작은 언덕이라도 커다란 산을 대하는 기분을 맛보게 될 가능성이 높아지게 된다. 외로운 사람이라면 부정적인 상태에 더 강하게 반응하는 반면, 긍정적인 상태에는 미지근한 반응을 보인다. 예를 들어 사랑하는 사람으로부터 극진한 대접을 받을 때 정상적인 사람이라면 이에 상응하는 반응을 보여줄 것이다. 하지만 외로운 사람은 같은 대접에 대하여 부족한 느낌을 갖게 되면서 상대방을 불편하게 만들게 된다.

외로울 때도 스트레스 때와 같이 싸우거나 뛰거나의 반응이 나오게 된다. 이 반응은 위험에 처했을 때 몸의 반응을 위험으로부터 벗어나기 좋도록 작용을 하게 한다. 그러나 이 반응이 없어지지 않고 지속될 경우에는 스트레스 호르몬이 지속적으로 나오게 되면서 고혈압, 당뇨병, 관절염에 이어서 심혈관 질환으로까지 이어지고 노화를 촉진시키게 된다. 그렇지 않아도 늙어가는 것을 피할 수 없는데 외로움으로 인하여 노화가 촉진되는 것은 누구도 바라는 바가 아니다. 여기서 배워야 할 점은 심각한 외로움은 스트레스로 작용할 수 있다는 점이다. 더군다나 외로움은 몸의 회복기능을 낮추어주면서 노화를 촉진시키게 되어 조로 현상으로 이어질 수 있다. 만성적인 외로움은 우리들을 괴롭게 만들 뿐 아니라 우리의 몸을 병들게 만들 수 있는 것이다.

외로움과 건강

여러 연구 조사들은 사회적인 영향과 감정적인 영향이 건강에 미치는 점이 심각함을 말해주고 있다. 여기에는 외로움이 건강에 미치는 영향의 심각함도 포함된다. 사회적인 외로움은 고혈압, 비만증, 당뇨병, 흡연, 운동부족 등과 대등할 정도로 건강에 미치는 영향이 크다는 것이다. 가족들과의 유대가 건강에 미치는 영향은 외로움을 벗어나 음식생활, 운동생활, 취미생활 등을 통하여 가족 멤버들 사이에 서로 얻는 것이 크다는 것을 이해하기란 그리 어렵지 않다. 사람들은 사회적인 유대 안에서 번영할 뿐 아니라 건강해질 수도 있는 것이다.

한 연구조사에 의하면 외로운 사람들일수록 양로원에 입원하는 경우가 높아진다고 한다. 이때 외로움의 척도는 사람들과의 접촉 횟수의 숫자에 의한 것이 아니고, 접촉의 질에 따라 달라진다. 이때 접촉의 질은 만남이 내포하고 있는 뜻을 의미하고 있다. 즉 별다른 뜻이 없는 사람들과의 접촉보다는 어떤 의미를 갖고 있는 사람들과의 접촉이 있을 때 외로움이라는 감정에 긍정적인 영향을 준다는 것이다.

- 외로움은 어떤 경로를 통하여 건강에 영향을 미치게 되나? : 적당한 스트레스는 좋게 작용할 수 있다. 그러나 오랜 기간 동안 스트레스에 노출되어 있으면 건강을 해칠 수 있다. 가끔 맛보게 되는 가벼운 외로움은 건강에 별다른 영향을 주지 않지만 오랜 기간 동안 외로운 상태로 있을 때에는 여러 가지의 건강상 문제를 야기할 수 있다. 다음과 같은 여러 가지 경로를 통하여 건강에 심각한 영향을 끼치게 된다.

  - 통제능력에 미치는 영향 : 나이와 상관없이 외로운 사람들은 술이나 담배에 노출되면서 건강에 해를 끼칠 수 있다. 또 과도한 음식생활과 운동부족으로 올 수 있는 비만증을 비롯하여 다른 여러 가지의 만성질병으로 발전할 수 있게 된다. 운동은 기분을 좋게 해준다는 사실을 알고는 있지만 이를 실행할 수 있는 실행능력이 내려간 상태에서는 운동을 통하여 기분을 올려줄 마음이 생기지 않을 것이다.

  - 인생살이에 대한 태도의 차이에 미치는 영향 : 외롭거나 외롭지 않거나 인생을 살아가다 보면 누구나 스트레스에 노출될 수밖에 없다. 그러나 외로운 사람들은 결혼생

활에서 더 많은 문제점들을 갖게 되거나 주변 사람들과의 분쟁이 더 심한 것이 보통이고 여기에 더하여 사회적인 유대감으로부터도 멀어진 상태에 들어가기 쉽다. 이런 상태는 외로움을 더 심각하게 만들어줄 뿐 아니라 외로움과 낮은 사회 유대 사이에 돌고 도는 악순환의 연결고리가 형성된다. 따라서 외로움으로부터 벗어나려는 적극적이고 능동적인 접근이 없으면 점점 더 심한 외로움으로 치닫게 될 수 있다.

- 인식능력의 차이에 미치는 영향 : 외로운 사람들은 같은 위기에 노출되었을 때 외롭지 않은 사람들에 비하여 이를 더 심각하게 느끼고 받아들이게 되는 경향이 심한 편이다. 더 나아가 외로운 사람들은 기분 좋은 일을 대했을 때에도 외롭지 않은 사람들에 비하여 덜 예민하게 받아들이게 된다. 즉 외로운 사람들은 외롭지 않은 사람들에 비하여 좋지 않은 일에는 더 예민하게, 좋은 일에는 덜 예민하게 받아들임을 의미한다. 이는 무엇을 의미하나?
위기를 더 심각하게 받아들임은 더 심한 스트레스를 의미하게 되고, 좋은 일을 덜 예민하게 받아들인다는 것은 회복할 수 있는 기회를 제대로 이용하지 못한다는 뜻이다. 오랜 기간 동안 이런 외로운 상태는 건강에 심각한 영향을 끼칠 수 있다. 스스로 해결할 수 있는 스트레스는 건강에 별다른 해를 끼치지 않지만 스스로 통제할 수 있는 범위를 벗어난 스트레스는 건강을 해치게 되면서 장기간 지속될 때에는 각종 질병으로 이어질 수 있다. 외로움이 스스로 해결할 수 있는 스트레스를 통제할 수 없는 스트레스로 만들어가는 것은 아닌지 잘 살펴보아야 할 대목이다.

외로운 사람들은 긍정적이고 능동적인 사고방식보다는 부정적이고 수동적인 사고방식을 갖기 쉽다. 속으로는 끓고 있으면서 겉으로는 이를 나타내지 못하고 끙끙 앓게 되는 경우를 상정해 볼 수 있다. 이는 적극적인 자세로 문제에 임하는 태도라기보다는 문제를 피해가는 태도라고 할 수 있을 것이다. 같은 맥락으로, 다른 사람들에게 도움을 요청하는 것을 피하면서 혼자 스스로 살아가겠다는 입장을 보이는 경우도 생각해 볼 수 있다. 이와 같은 경우는 노인들로부터 더 많이 관찰되고 있다.

- 스트레스 반응 및 회복 경로에 미치는 영향 : 오랜 기간

동안 지속되는 외로움은 스트레스 반응을 일으키게 된다. 인간에게는 자율신경계가 있다. 이 신경계는 의식 밑에서 작용하고, 교감신경과 부교감신경을 통하여 '접근과 후퇴'의 단순한 작업을 하면서 생명을 유지하는 데 근원적으로 필요하게 된다. 낮은 동물세계에서도 볼 수 있는 신경계이다. 특히 스트레스 상태에 들어가게 되면 자율신경계에서도 교감신경이 우세하게 되고, 편안하게 쉬고 있을 동안에는 부교감신경이 우세하게 된다.

- 회복기능에 대한 차이 : 현대인들의 수명이 늘어나는 원인은 여럿 있다. 상하수도의 완비, 예방주사 및 예방의학의 발달로 인하여 인간들의 수명이 연장되었다는 설명이 일반화된 생각이다. 여기 더하여 현대인들의 노동시간은 줄어들고 생활수준은 향상되었고 쉴 수 있는 시간은 점점 늘어나기 때문이라는 설명도 가능하다. 즉 좋은 환경 속에서 쉴 수 있기 때문에 회복하는 기능도 향상된 것이다. 좋은 환경에는 향상된 경제 상태로 인해 좋아진 영양상태, 주거 및 의복생활, 일주일 5일 작업 및 능동적인 운동생활 등이 포함될 것이다. 여기에 적당한 휴식은 회복기능에 절대로 필요한데 휴식 중에 가장

중요한 것이 수면이라고 할 수 있다.

양질의 수면은 몸의 회복기능에 절대로 필요하다. 즉 양질의 수면은 낮에 있었던 크고 작은 모든 상해로부터 회복할 수 있는 기회를 주게 된다. 또 양질의 잠은 몸과 마음의 피로를 풀어주는 데도 절대로 필요하다. 피로가 쌓이면 일의 능률도 제대로 나지 않을 뿐 아니라 건강을 해치게 된다는 사실을 모르는 사람은 없다. 모든 사람들은 종종 잠을 설친다. 매일 밤 완전한 잠을 자는 사람은 없을 것이다. 문제는 만성적으로 수면부족을 겪는 사람들인 경우다. 이런 사람들은 고혈압, 당뇨병, 면역력과 관련된 질병들, 그리고 우울증 및 불안증을 비롯한 각종 정신질환에 시달리게 될 가능성이 높아지게 된다.

그런데 외로운 사람들이 잠을 잘 못 잔다는 연구조사가 있다. 잠을 제대로 자지 못하게 되면 신진대사, 신경 및 호르몬 작용에 심각한 영향을 주게 된다. 이는 그대로 건강 쪽으로 이어지면서 몸의 상태에 심각한 영향을 주게 된다.

인간은 사회적인 동물이라는 말이 있다. 이 말의 진정한 뜻은 사람들 사이에서 살아갈 때 모든 것이 제대로 돌아갈 수 있음을 의미하는 것이다. 그렇다고 해서 모든 시간과 노력을 사회 유대에 투자하는 데 써야만 좋은 건강과 행복한 삶을 기대할 수 있다는 것은 아니다. 마찬가지 논리로 사회 유대를 완전히 무시하고 혼자서만 살아갈 수 있다는 태도 역시 추천할 바는 못 된다. 그 중간 어디쯤 사회에 투자하는 시간과 노력이 있어야 외로움으로부터 벗어나면서 몸과 마음의 건강을 최적의 상태로 유지할 수 있게 될 것이다.

결론적으로 말한다면, 자기성찰의 기회를 가지면서 긍정적인 생각을 함께 하면서 나부터 변화되어야 한다. 이는 자신에게만 좋은 영향을 끼칠 뿐 아니라 긍정적인 에너지가 타인들에게도 전달되기 때문에 인간관계 회복에 도움이 된다.

07

치매 이전의 삶을 사는 황금 룰 ⑥
두뇌가 늙지 않게 하는 두뇌 운동을 하자

늙어가면서 인식기능이 떨어지는 것은 이미 알려진 사실이다. 이때 인식기능의 저하를 예방하기 위해 실시하는 인식 연습은 이 방면의 기능을 향상시켜 주는 데 큰 도움이 되므로 일상생활 속에서 적극적으로 실천해야 한다.

- 집중, 초점, 자각 : 기억력 문제의 많은 부분이 집중하지 않음으로써 발생하게 된다. 초점이 없는 기억은 회상하기 어려울 뿐 아니라 그 내용에서도 정확도가 떨어지게 된다.

- 정보처리 속도 : 정신적인 처리 속도가 떨어지면 흡수하는 정보의 양이 떨어지게 된다. 이에 대한 연습은 기억의 양과 내용을 개선함으로써 가능해진다.
- 단기간 기억 : 행동을 하면서 기억해야 하는 단기간 기억은 기억 기능에서 중요하다. 단기 기억에 대한 반복적인 연습은 단기 기억의 증진뿐 아니라 다른 내용의 기억에도 도움이 될 수 있다.
- 회상 : 깊은 곳에 저장되어 있는 장기 기억의 내용을 회상해내는 데 중요한 것은 어떤 형식으로 저장해 놓았는지가 중요하다.

과학자들은 노화에 따른 기억감퇴와 치매 사이의 차이를 알아냈다.

최근 두 편의 연구조사에 의하면 노화와 관련된 기억력 감퇴는 이른 치매와는 다른 또 하나의 질병이라는 증거를 찾아냈다. 노화에 따른 기억력 감퇴와 알츠하이머병으로 인한 기억력 감퇴 사이의 차이를 알아내면서 알츠하이머병에 대하여 좀 더 자세하게 알게 되었다. 또한 기억력 감퇴로 걱정하는 수많은 노인들에게 일말의 안심을 시켜주게 되었다.

과학자들은 8명을 대상으로 치매가 없는 33~84세 사이의 사람들 8명의 두뇌에 대한 부검을 실시하여 기억중추에 대한 조사를 하게 되었다. 해마의 치아 이랑은 알츠하이머병으로 인한 영향을 받지 않는 곳으로 노화와 함께 그 기능이 떨어지는 곳인데, 이곳에 오는 분자 단위의 변화를 측정·관찰한 것이다. 그 결과 나이와 함께 줄어드는 단백질(RbAp48)을 찾아낸 것이다. 과학자들은 동물실험을 통하여 이 단백질(RbAp48)이 줄어들면 기억력도 떨어지는지에 대한 실험을 해본 결과, 나이를 먹어서 기억력에 문제를 보여주는 동물로부터는 낮아지는 RbAp48을 관찰하게 된 것이다 (Science Translation Medicine, Aug 28, 2013).

이어서 이 단백질을 주입시켰더니 젊은 나이의 동물과 대등한 기억력을 보여주었던 것이다. 따라서 RbAp48 단백질을 올려줄 수 있다면 노화로 인한 기억력 감퇴에 개선을 기대할 수 있게 될 것이다.

또 하나의 발견은 기억을 회복하는 데 중요한 기억재생 과정에서 다른 간단한 실마리와 비교하는 방법이 있다. 예를 든다면, 사과와 관련된 "ㅅ"을 보면서 연상하는 것과 같다. 이 기능은 정상적으로 건강하게 늙어가는 사람들로부터는 별다른 장애를 발견할 수 없는 대신에 신경변성질환을 앓는 사람들에서는 이 기능이 떨어짐을 알게 된 것이다(Journal of Experimental psychology, Aug. 26, 2013).

이 새로운 사실을 응용하여 노화로 인한 기억력 감퇴에 대처하는 하나의 방안으로 연상능력을 올려주는 훈련을 생각해볼 수 있다. 이 방법으로 기억력 감퇴의 속도를 늦추어 주거나 환원시켜 줄 수 있을 것으로 기대되고 있다.

- 정상 대 질병 : 현재 65세 이상 되는 미국인들 가운데 11%가 알츠하이머병을 갖고 있는 것으로 추산되고 있다. 80세 이상 되는 노인들에서는 이보다 훨씬 높은 32%가 알츠하이머병을 갖고 있다고 추정된다. 그러나 같은 나이에 속한 대부분의 노인들은 알츠하이머병과는 상관이 없는 기억력 감퇴에 대하여 걱정하면서 살아가고 있다. 다음과 같은 기억장애가 있을 때에는 꼭 의학적인 검사를 받아야 한다.

- 정상적인 활동이나 책임에 지장을 줄 정도의 기억력 감퇴
- 시간과 장소에 대한 방향감각 상실
- 자주 보는 장소와 물건에 대하여 잊거나 잃을 때
- 대화를 이어가기 어려울 때
- 생각의 요약, 집중장애, 금방 잊는 경우 및 새로운 기술 습득이 어려운 경우

- 인격의 변화와 기분변화가 심할 때
- 동기 상실 및 창의력 상실 및 무감각
- 개인위생과 안전에 대한 무감각 상태

기억력 제고를 위한 방법으로 건강한 생활습성을 가져야 한다. 두뇌에 좋은 음식물 섭취와 건강한 체중을 유지하는 것이 중요하고, 적당한 운동 및 충분한 수면을 취하는 것이 필요하다. 또 당뇨병, 고지혈증, 심혈관질환, 고혈압에 대한 최적의 치료를 받으면서 금연 및 금주를 하는 것이 좋다. 특히 독서와 낱말풀이를 하면서 새로운 언어 및 학습에 대한 새로운 도전을 하면서 뇌에 끊임없는 자극을 주는 것이 필요하다.

호기심이 기억력을 올려준다

더 많이 알기를 원할 때, 즉 호기심이 발동할 때 기억력에 도움이 된다는 새로운 리서치 결과가 있어 관심을 끌고 있다. 한 가지에 대한 호기심이 발동하면 다른 사물에 대한 기억력까지도 도움을 준다는 것이다(Neuron Oct. 22, 2014). 즉 호기심 자체가 뇌의 학습기능과 이를 기억하는 능력 전반에 걸쳐서 도움을 주게 된다는 것이다.

노인들의 문제는 주의력이 산만해지거나 한 곳에 집중을 하지 못한다는 특징을 갖고 있다. 이때 호기심이 발동하면 주의력이 예민해지면서 집중할 수 있게 되는 계기를 마련해 주게 된다는 것이다. 기억력을 잘 보존하고 있다는 사실이 본인은 물론 다른 사람들에게도 도움을 줄 수 있다는 점을 인식하면서 기억력을 증진시켜주는 방법을 모색해보는 방법을 택하는 것도 한 가지의 방법이 될 수 있다. 다음의 6가지 방법은 집중력을 올리는 데 도움이 될 것이다.

1. **자신의 소유물로 만들어라** : 내가 갖고 있는 정보는 내 자신을 위해서 간직하고 있다고 여긴다.
2. **상상을 해보도록 한다** : 기억하고 있는 내용과 연관된 커다란 그림을 상상해보도록 한다.
3. **다른 감각을 동원해본다** : 갖고 있는 기억에 대한 시각, 청각, 촉각 심지어는 냄새와 같은 감각 등이 기억에 도움을 준다.
4. **실질적인 방법** : 필요한 것에 대하여 적어 놓은 쪽지를 눈에 보이는 곳에 놓거나 열쇠뭉치를 항상 일정한 곳에 놓는 습관을 들인다.
5. **연관시켜라** : 잘 알고 있는 내용과 연관시키거나 가나다순으로 기억해 놓도록 한다.
6. **사용하라** : 새로운 사실에 대한 기억을 자주 사용해 익숙하게

만들어 놓는다.

여기에 목표를 정하고, 잡음은 줄여주면서 한 가지 이상의 일을 하지 말아야 하며 속으로 속삭이는 습관을 키운다.

뇌 건강에 좋은 명상법

명상법은 기억력에도 좋을 뿐 아니라 뇌의 노화를 늦추어준다. 뇌 건강이 전과 같지 않다고 느낄 경우에는 하루에 20분의 명상법을 도입해보도록 한다. 요가를 비롯하여 초월적 명상법, 마음 챙김 명상법 등 여러 종류의 명상법들이 있다.

명상법은 신체의 이완, 정신적인 평온 및 주의력을 올려준다. 그중 마음 챙김 명상법은 주의력에 집중하면서 현재의 자극이나 생각에 대한 판단을 하지 않으며 현재를 느껴보게 되면서 명상법의 이점들을 얻을 수 있게 된다.

명상법은 오래 전부터 있어 오던 전통이었지만, 지난 30년에 걸쳐서 서구의 과학자들은 명상법으로 얻을 수 있는 이득이 많은 것을 발견한 다음에 전 세계적으로 확산되고 있는 추세다. 다음과 같은 이득을 얻을 수 있는 것으로 알려지고 있다.

- 뇌 기능 증진 : 명상법은 인식기능에 긍정적인 영향을 보여주면서 뇌의 노화를 늦추어주는 것으로 보인다. 여러 리서치들이 보여주는 바로는 명상법이 주의력, 기억력, 실행능력, 처리속도 및 전반적인 인식능력에 도움을 준다는 것이다. 특히 명상법은 마음을 안정시켜 주면서 진정시켜 주기도 한다는 것이다.
- 뇌의 구조에 긍정적인 변화를 가져온다 : 명상법은 양쪽에 있는 두 반구의 뇌 사이 교통을 원활하게 만들어 준다는 것이다. 여기에 규칙적인 명상법이 노화로 오는 뇌의 변화를 늦추어 주고 기억에 중요한 뇌의 회백질의 위축을 막아주면서 때에 따라서는 그 용적을 늘려주기도 한다는 것이다. 특히 기억중추인 해마 및 전두엽의 용적을 크게 해준다는 것이다.

    특히 뇌세포들 간의 연결을 도와주면서 뇌의 연락망을 튼튼하게 만들어주는 사실도 관찰된 바 있다. 따라서 기억은 물론 스트레스, 감정이입 및 자존감의 증진을 초래하게 된다.
- 기분에 긍정적인 효과 : 기분을 조절하는 뇌 부위를 튼튼하게 만들어 주면서 정신건강에 긍정적으로 작용하고, 스트레스, 우울증, 불안증, 호전적인 태도에 대하여 좋게

작용한다는 것이다.
- **심혈관 건강에 긍정적** : 명상법으로 인한 깊은 이완은 혈압과 콜레스테롤을 낮추어 주면서 심장박동을 규칙적으로 유지하는 데 도움을 주게 된다. 따라서 뇌졸중은 물론 치매 예방에도 도움이 된다.

명상법에 의한 이런 긍정적인 효과는 이완반응 때문인 것으로 판명되고 있다. 이완반응이란 스트레스 반응을 역으로 풀어주는 효과를 가져온다. 싸우거나 뛰거나의 스트레스 반응은 스테로이드와 에피네프린의 분비를 촉진시키면서 여러 가지 건강상의 문제들을 야기하게 되는데, 이에 대한 역반응으로 이완반응을 초래하는 명상법의 효과를 생각해 볼 수 있다.

기억력 보존에 도움이 되는 방법들

다음의 방법들은 한 전문병원(MASSACHUSETTS GENERAL HOSPITAL)에서 추천하는 기억력 보존에 도움이 되는 방법들이다.

1. 낮잠과 두뇌작용

보통 낮잠은 밤잠을 해치는 것으로 되어 있어 추천되지 않고 있다. 낮잠을 자면 밤잠에 나쁜 영향을 주기 때문이다. 그러나 짧은 낮잠은 피로를 풀어줄 뿐 아니라 기억력을 올려주고 정신집중을 도와주며 스트레스 호르몬의 수치를 낮추어주면서 에너지를 보충해주게 된다.

최근 한 잡지(Nature Neuroscience)에 발표된 내용에 의하면 컴퓨터 게임을 새롭게 배운 두 그룹의 사람들에게 한 쪽에는 낮잠을 자게 하고, 다른 한 쪽에는 낮잠을 재우지 않은 후 새로 배운 컴퓨터 게임에 대한 진도를 비교해 보았더니 낮잠을 잔 그룹의 성적이 50%나 더 좋았다는 것이다.

밤잠 자기 3시간 이내에 낮잠을 자면 밤잠에 영향을 주게 되지만, 오후 1~4시 사이의 낮잠은 인간의 24시간 주기에 영향을 주지 않기 때문에 밤잠에 별다른 영향을 주지 않는다는 것이다. 낮잠 자는 시간에 따라서 다른 효과를 볼 수 있게 된다.

- **10-20분** : 기분을 좋게 만들어주고 정신이 맑아지며 기억을 올려주면서 에너지와 주변 경계심을 높여준다.
- **30-60분** : 기억력을 올려주고, 짧은 기간의 기억을 장기간 기억으로 옮겨주게 된다. 깨어난 후 잠시 동안의 휘청거림은 있

을 수 있으나 정신은 더 맑아지면서 짧은 낮잠에 비해 이점은 더 크다.
- **90분** : 안구진탕(REM)을 포함하여 정상적인 수면 주기를 경험할 수 있게 된다. 특히 짧은 수면으로부터 얻는 이득을 다 얻게 되면서 창조력 증진, 감정적인 기억이 올라가면서 일을 좀 더 효과적으로 수행할 수 있게 된다.

2. 뇌에 힘든 일을 시켜라

낱말풀이나 게임을 하는 것이 뇌에 자극을 주면서 뇌 건강에 좋게 작용한다는 것은 이미 잘 알려진 바 있다. 그러나 이 정도로는 뇌에 주는 자극이 별로 강하지 않으므로 얻는 이익도 제한적일 수밖에 없다. 한 전문잡지(Psychological Science, November 2013)의 발표에 의하면, 일단의 노인들에게 어떻게 생활습성을 개선시킬 수 있는지에 대하여 일주일에 15시간 정도 연구하고 이를 실천해보면서 다른 그룹과 비교해 보았더니 보다 좋은 결과를 보여주면서 기억력 증진에 도움을 주었다고 한다. 즉 일상적으로 늘 하던 것만 계속해서 할 때에 비하여 해보지 않던 새로운 과제를 풀면서 뇌를 쓰게 할 때 뇌 건강에 더 좋은 결과를 보여주었다는 것이다.

3. 사회적으로 격리되는 것을 피하라

친구나 가까운 사람들끼리 모여 시간을 보낼 때뿐 아니라 새로운 사람들을 만나면서 인간관계를 넓혀갈 때 뇌 건강에 좋게 작용한다는 것이다. 영국에서 있었던 한 실험에서 6000명의 노인들을 상대로 4년에 걸친 관찰을 하면서 다음과 같은 결과를 얻을 수 있었다고 한다. 사회적으로 격리되어 있으면서 외로운 사람들의 언어능력, 즉각적인 회상 및 오래된 기억에 대한 조사를 해 보았더니 그렇지 않은 사람들에 비하여 정신기능이 떨어짐이 관찰되었다고 한다. 이로부터 얻은 교훈은 다음과 같은 활동을 할 때 정신건강에 도움을 받을 수 있다고 한다.

- 사회봉사 활동을 하면서 새로운 사람들을 만나고 소속감을 갖게 될 때
- 새로운 기술이나 지식을 얻으려는 과정에 참여할 때
- 운동이나 오락 프로그램에 참여할 때
- 이웃 사람들과 잘 어울릴 때
- 초대에 응할 때
- 오래된 친구와 전화를 하거나 점심식사를 같이 할 때

4. 건강한 콜레스테롤은 알츠하이머병 발생 위험을 낮춘다

한 전문지(JAMA Neurology Dec. 30, 2013)에 의하면, 건강한 인식기능을 유지하기 위해서는 콜레스테롤을 건강하게 유지해야 한다는 것이다. 소위 말하는 나쁜 콜레스테롤인 LDL은 높고, 좋은 콜레스테롤인 HDL이 낮으면 알츠하이머병의 발생 위험이 높아진다고 한다. 과학자들은 74명의 노인들을 모집하였는데, 이들 중 3명은 치매를 갖고 있고, 38명은 치매의 처음 단계에 속한 사람들이고, 33명은 정상적인 인식기능을 갖고 있는 사람들이었다고 한다.

이들에게 뇌 주사(Brain scan)를 통하여 알츠하이머병을 의미하는 아밀로이드 반을 측정했고, 혈액검사를 통하여 그들의 LDL과 HDL을 조사하였다. 그 결과 높은 LDL을 갖고 있는 사람들은 많은 양의 아밀로이드 반을 볼 수 있었다고 한다. 추천되기로는 HDL은 60 이상, LDL은 100 이하를 유지하면 좋다고 한다. 그렇기 위해서는,

- 포화지방산 섭취를 줄이고 과일, 채소, 전곡류 및 생선을 통하여 오메가-3를 섭취하고
- 건강한 체중을 유지하며
- 하루에 30분, 일주일에 5일, 규칙적인 운동을 하며
- 금연을 하며

- 과음을 하지 말며
- LDL이 높으면 스타틴을 복용하도록 한다.

5. 중년 때의 건강

중년 때 스스로 생각하기를 건강하지 않다고 생각하면 건강하다고 느끼는 사람들에 비하여 알츠하이머병이나 다른 치매에 걸릴 위험이 4배로 증가한다(Journal of Internal Medicine, Jan. 20, 2014). 과학자들은 모두 3500명 이상의 중년에 속한 사람들을 30년에 걸쳐서 조사해 본 결과 얻은 결론이라고 한다. 특히 만성병을 갖고 있는 사람들에게서 더 두드러진 결과를 볼 수 있었다고 한다.

비만증, 앉아있는 시간이 많은 경우, 건강하지 않은 음식생활을 하는 사람들, 정신건강에 문제를 갖고 있는 사람들, 낮은 교육 정도, 흡연 및 격리된 생활을 하는 사람들은 더 높은 위험도를 보여주었다. 이에 대한 대책은 다음과 같다.

- 금연
- 신체 활동량 증가
- 사람들과 잘 어울리기
- 건강식 선택

6. 오메가-3 섭취로 뇌 위축을 막아준다

EPA와 DHA가 풍부하게 들어 있는 생선기름의 오메가-3는 뇌의 위축을 예방해준다는 새로운 연구조사 결과가 있다. 갱년기를 맞은 여성 1100명을 대상으로 적혈구의 오메가-3를 측정하면서 MRI를 통한 뇌 용적을 측정하는 방법이었다. 이 둘의 상관관계를 이들의 평균 나이가 78세가 되는 8년 후에 알아보았다. 그 결과 적혈구의 오메가-3 수준이 높은 여자들의 두뇌 용적이 오메가-3가 낮은 여자들에 비하여 더 높았다고 한다. 또한 기억중추로 작용하는 해마의 크기도 2.7%가 더 컸다고 한다.

오메가-3의 작용으로 염증이 낮아지며, 오메가-3에 들어 있는 DHA가 뇌 조직의 일부임을 감안하면 쉽게 이해되는 부분이다(Neurology, Jan.22, 2013). 전문가들은 기름진 생선을 일주일에 2~3번 섭취하는 것을 추천하고 있다.

7. 외국어 공부는 치매를 늦추는 데 도움이 된다

새로운 연구 결과가 보여주는 것은, 제2 외국어를 공부한다는 것은 뇌의 작용을 예민하게 유지하는 데 도움이 되면서 치매로 가는 길을 늦추어준다는 것이다. 외국어를 구사한다는 것은 정신집중을 요하면서 뇌의 기능을 예민하게 유지하는 데 도움이 된다는 것이다. 그 효과는 알츠하이머병은 물론 혈관성 치매나 다른 치매에도 모두 좋은 결과를 가져온다는 것이다.

과학자들은 모두 648명의 치매 환자들을 상대로 치매의 연수를 비교하였는데, 이들 중 391명이 외국어를 구사하는 사람들이었다고 한다. 이 두 그룹의 사람들을 비교해 보았더니 제2 외국어를 구사하는 사람들은 한 가지 언어만 구사하는 사람들에 비하여 치매의 연수가 4.5년 적었다고 한다 (Necrology, Nov. 6 2013). 정신 훈련을 시키는 여러 가지의 방법들이 있는데, 제2 외국어를 구사할 수 있다는 뜻은 소리나 시각적인 기억은 물론 이를 처리하는 기능, 심지어는 사회적인 인식 기능도 포함되기 때문이라는 해석이 가능하게 된다.

8. 신경 운동이 필요하다

정신적인 숙제를 푸는 것을 신경운동이라고 부른다. 신경운동은 뇌의 신경세포들의 성장요소로 작용한다. 여기에 재미까지 더할 수 있는 방법들이 있다.

- 책을 거꾸로 읽어간다.
- 눈을 감고 촉각으로 감을 잡아본다.

- 반대편 손으로 식사를 하고, 이를 닦아보며, 글씨를 써본다.
- 한나절 말을 하지 않는다. 말하지 않고 소통을 할 수 있고, 식사까지도 할 수 있는지 실험해본다.
- 눈을 감고 각종 양념을 알아맞혀 본다.
- 향료 목욕을 하면서 새로운 음악을 들어본다.
- 다른 길로 다니던 은행을 가보며, 생소한 곳에서 쇼핑을 해본다.

9. 전략적인 사고방식이 지적 능력을 올려준다

한 전문지(Frontiers in Systems Neuroscience, April 2014)에 의하면, 특수한 두뇌 훈련(Gist Reasoning Training)이 인식기능을 올려주는 데 아주 유용하다고 한다. 단편적인 인식기능 증진 방법에 비하여 종합적이고 전략적인 방법, 즉 인식의 전략, 전략적인 집중, 혼합된 설명 및 혁신적인 접근을 사용하여 인식기능을 올려주는 방법이 훨씬 더 큰 효과를 보여준다는 것이다.

정상적인 노인들과 가벼운 인식장애(MCI)를 갖고 있는 노인들에게 45분씩 8~12번에 걸친 훈련을 1~2달에 걸쳐서 실시해 보았더니, 필요 없는 입력은 걸러내면서 필요한 부분에만 집중하는 능력이 증진됨을 보여주었다고 한다. 훈련이 진행되면서 참가자들은 주어진 정보에 대한 풀이를 하면서 주제를 알아내고 전체적인 문맥을 이을 수 있었다는 것이다. 여기에 계획을 세우면서 문제를 풀어가는 능력도 높아졌다고 한다.

10. 막힌 경동맥은 기억장애로 이어진다

한 조사에 의하면 별다른 증상은 없으면서 경동맥 협착증을 갖고 있는 경우에는 기억 및 사고장애로 이어질 수 있다고 한다. 경동맥은 뇌에 혈액을 공급하는 주요 혈관이다. 연구팀은 노인이면서 경동맥 협착이 50%인 사람들을 비슷한 나이의 노인들로 경동맥 협착증은 없으나 당뇨병, 고혈압, 고지혈증 및 관상동맥질환과 같은 위험요소들을 갖고 있는 사람들과 비교 조사한 바 있다.

그 결과 경동맥 협착증을 갖고 있는 사람들은 경동맥 협착증을 갖고 있지 않은 사람들에 비하여 사고능력, 언어, 학습, 정보처리 속도 및 기억과 같은 인식테스트에서 낮았다고 한다(American Academy of Neurology, April 2014).

따라서 경동맥 협착증을 뇌졸중 차원에서만 볼 것이 아니라 일반 뇌 기능에서도 주의 깊게 처리해야 한다는 추천을 했다. 경동맥 협착증을 갖고 있는 사람들은 다음과 같은 주의를 기울여야 할 것이다.

- 스타틴과 아스피린 치료
- 기억과 사고능력에 대한 전문의의 진찰
- 적합하다면 스텐트(Stent) 주입이나 수술 여부에 대한 결론을 내려야 한다.

11. 치매 위험을 줄이려면 스타틴 복용을 고려하라

새로운 보고에 의하면(Mayo Clinic Proceedings, Sept 27 2013), 2만 3000명이 참여한 조사에서 일 년 이상 장기간 스타틴을 복용한 사람들은 기억장애와 치매에 대한 위험요소가 낮았다고 한다(29%). 이 연구조사를 진행한 과학자들의 의견은, 스타틴이 콜레스테롤을 내려주면서(콜레스테롤 반만 낮추어주는 것이 아니고), 염증도 같이 내려주기 때문이라는 것이다.

12. 호모시스틴을 낮추어서 정신기능을 예방해야 한다

호모시스틴은 노화의 진행과 함께 오는 것이 보통이며, 기억력, 인식능력 감퇴 및 치매를 비롯하여 여러 가지 건강상의 문제점들을 야기할 수 있다. 높은 호모시스틴 수준은 베타-아밀로이드와 타우(Tau) 단백질 축적으로 인한 뇌세포 사멸이나 위축을 초래할 수 있다. 이때 비타민B, 오메가-3 및 생활습성을 바꾸면 이런 현상을 막을 수 있게 된다. 다음과 같은 조치를 취하면 좋을 것이다.

- 의사에게 호모시스틴 수준에 대하여 의논하여 혹시 비타민B나 오메가-3를 복용하는 여부에 대하여 알아본다.
- 저지방 음식을 포함한 건강식을 하도록 하며, 저온 심해 생선을 섭취하며, 엽산 섭취(진초록 채소 등), 비타민-B_6(감자, 닭고기 등) 및 비타민-B_{12}(우유제품 및 쇠고기 등)를 섭취하도록 한다.
- 지나친 커피나 알코올은 피하도록 한다. 리서치는 이 두 가지가 모두 호모시스틴을 올려주는 것으로 되어 있다.
- 호모시스틴을 올려주는 당뇨병, 고갑상선증, 신장질환, 심혈관질환, 고혈압 및 건선을 피하도록 한다.

13. 견과류 섭취로 인식기능 증진

한 전문지(Journal of Nutrition, Health & Aging, May 2014)에 의하면, 견과류를 자주 섭취하는 사람들은 인식기능이 좋아진다고 한다. 과학자들은 70세 이상의 여자 노인들 1만 5500명에게 그들의 식단에 대하여 알아봄과 동시에 정기적인 인식 테스트를 6년에 걸쳐서 실시해 본 결과, 한 줌의 견과류를 일주일에 5번 이상 섭취한 노인들의 인식기능이 견과류를 섭취하지 않은 노인들에 비하여 2년의 노화 과정 정도의 차이가 났다고 한다. 따라서 노인들이 견과류를 섭취하는 것은 일종의 공중보건학적인 의미를 갖는 것으로 보여지고 있다.

14. 시력문제는 정신의 정확도에 영향을 미친다

65세 이상의 노인들 13명 중 1명이 시력에 문제를 갖게 되면서 뇌의 인식기능이나 기억력에 부정적인 영향을 끼칠 수 있다. 최근의 연구조사에 의하면 정상적인 시력을 갖고 있는 사람들과 연령 관련 황반변성(age related macular degeneration=AMD)을 갖고 있는 사람들을 비교해 보았더니 기억력을 포함한 인식능력에서 차이가 났음이 관찰되었다는 것이다. 게다가 계획하면서 결정하는 것과 같은 실행기능(executive function)도 떨어지게 된다고 한다(American Journal of Alzheimer's Disease and other Dementia, May 2014). 이를 피하기 위해서는 다음과 같이 행한다.

- 정기적인 시력검진을 한다.
- 외출할 때에는 자외선을 피할 수 있는 선글라스를 착용한다.
- 일반 건강을 잘 유지하도록 한다.
- 건강한 음식생활을 한다. 과일과 채소를 많이 섭취한다.
- 영양보충제 특히 빌베리 및 종합비타민을 섭취한다.
- 사회생활을 강화한다.
- 불안증 및 우울증에는 전문의의 도움을 받도록 한다.

15. 스타틴 복용이 기억력을 올려줄 수도 있다

콜레스테롤을 낮추어주는 스타틴이 기억력 감퇴를 도와준다고 한다. 이는 스타틴이 콜레스테롤을 낮추어줄 뿐 아니라 염증도 내려주는 기능을 갖고 있기 때문이라고 한다.

16. 전부터 알고 있던 정보에 새로운 사실을 더하는 것이 기억력을 올려주는 데 도움이 된다

이 둘을 연결시켜 주는 뇌의 부분이 따로 있기 때문이다. 내측 전두엽(Medical Prefrontal Lobe)에서 이 기능을 맡고 있다. 즉 뇌의 이 부분에서 회상해내는 것이다.

과학자들은 일단의 대학생들을 모집하여 이들에게 본인들의 전공분야에 속하지만 새로운 정보를 준 방법과 전공분야와는 상관이 없는 새로운 정보를 준 다음에 이 둘을 비교해보았다. 이들에게 정상적인 수업과 시험을 치르게 한 후에 이들의 두뇌활동을 MRI를 포함하여 살펴보았다. 그 결과 전공분야에 속하는 새로운 정보에 대한 기억이 전공분야와는 상관이 없는 정보에 대한 기억보다 월등하게 나아 보이면서, 전부터의 기억과 연결된 내측 전두엽의 활동이 올라가는 현상을 볼 수 있었다.

한편 전공분야와는 상관이 없는 새로운 정보를 취급하는

곳은 뇌의 다른 부분인 내측 측두부(Medial Temporal Region) 임이 밝혀지게 되었고, 이런 이유로 기억에서 뒤떨어지게 됨을 알게 되었다. 내측 전두엽의 기능으로 학습효과가 올라가면서 학생들의 성적도 올라가게 된다.

이 연구조사의 리더 과학자는 이런 사실을 배경으로 새로운 정보에 접하게 될 때, 전부터 알고 있던 분야와 어떻게 연결시킬 수 있는지에 대하여 주의를 기울여보도록 충고하고 있다.

17. 저항운동은 기억력을 올려준다

역기나 무릎 굽혀 펴기와 같은 강한 저항운동을 20분간 하면 기억력을 올려준다고 한다. 또한 그 효과는 2일 동안 지속된다는 최신의 보고가 있다(Acta Psychologica, Sept.25, 2014). 과학자들은 일단의 성인 자원자들을 모집한 후, 이들에게 90장의 여러 종류의 사진을 보여준 다음에 이들을 두 그룹으로 나눈 다음 다음과 같은 실험을 하였다. 한 그룹에게는 강한 저항운동을 20분간 실시하였고, 다른 그룹에게는 별로 심하지 않은 운동을 하도록 하였다.

2일 후에 전에 보여주었던 사진 90장을 포함하여 180장의 사진을 보여준 다음에 전에 보여주었던 사진과 구분하도록 한 결과 저항운동을 한 그룹에서는 다른 그룹에 비하여 10%나 보다 나은 기억력을 보여주었다는 것이다. 이들에게 침 검사를 통하여 신경전달물질(Norepinephrine)을 측정해 보았더니 저항운동을 한 그룹에 속하는 사람들에서는 보다 높은 수준을 보여주었다고 한다. 동물실험에서는 이 신경전달물질이 장기 기억을 올려주었다고 한다.

담당의사와 상의한 후 다음과 같은 저항운동을 고려해 보면 좋을 것이다. 역기, 발뒤꿈치 올리고 내리기 운동, 팔 올리기, 고무줄을 이용한 저항운동, 벽이나 마루에 팔굽혀 펴기 등 여러 가지의 저항운동이 있다.

18. 다음과 같은 음식물 섭취는 건강한 신경전달물질 수준 유지에 좋다

뇌 기능을 좋게 유지하려면 뇌 기능에 절대로 필요한 신경전달물질들의 수준이 좋아야 한다.

- **콜린**(Choline) : 신경전달물질 아세틸콜린의 전구물질인데 기억, 집중, 학습 및 근육기능에 필요하다. 간, 달걀, 콩 등에 많이 들어 있다.
- **글루타믹 산**(Glutamic acid) : 신경전달물질 글루타메인의 전구물질이며 학습 및 기억에 중요하다. 간장, 밀, 씨 및 견과류에

들어 있다.

- **페닐알라닌(Phenylalanine)** : 신경전달물질 도파민의 전구물질이며 뇌의 만족과 보상 기능에 중요하다. 비트, 달걀, 전곡류, 육류, 콩 및 아몬드에 많이 들어 있다.
- **트립토판(Tryptophan)** : 신경전달물질 세로토닌의 전구물질로 감정, 기분, 불안증 및 수면 조절에 필요하다. 치즈, 우유, 요구르트, 육류, 생선, 견과류, 바나나 및 달걀에 많이 들어 있다.
- **티로신(Tyrosine)** : 신경전달물질 노르에피네프린의 전구물질로 기분 및 육체와 정신이 깨어 있게 하는 등 뇌의 기능에 필요하다. 생선, 육류, 콩 종류 및 우유에 많이 들어 있다.

19. 트랜스지방의 섭취를 피한다

미 심장학회 모임(Nov. 18, 2014)에서 발표한 내용으로 20세 이상의 건강한 남자들 1000명에 대한 조사는, 동맥이 막히는 지방질 섭취는 기억력의 저하를 초래한다는 것이다. 패스트푸드, 가공식품, 마가린, 상업적으로 구운 음식물 및 다른 방법으로 트랜스지방을 많이 섭취하면 기억력이 떨어진다는 것이다.

하루에 트랜스지방 1g을 섭취하면 104 단어 기억력 테스트에서 0.76 단어씩 줄어든다는 것이다. 트랜스지방을 많이 섭취하는 사람들에서는 11~12단어나 더 낮아짐이 관찰되었다는 것이다. 트랜스지방을 많이 섭취하는 사람들의 기억력은 트랜스지방을 전혀 섭취하지 않는 사람들에 비하여 10%나 더 낮은 기억력 저하를 볼 수 있었다는 것이다.

그 이유로, 트랜스지방이 해마의 뇌신경세포들을 상하게 하거나 죽이기 때문이라고 말하고 있다. 따라서 건강식을 하는 것이 중요하면서 건강하지 않은 지방질 섭취는 극도로 제한해야 한다. 각종 간식식품이나 가공식품을 피하면서 올리브오일이나 카놀라오일을 섭취하는 것이 좋을 것이다.

20. 기억력에 좋은 낙서

당신이 생각하는 동안 집중력과 기억력을 올려주기를 원한다면 낙서를 같이 하라는 리서치 결과가 있다. 종이에 이런 저런 디자인을 하거나 흘린 글씨를 써가게 되면 뇌를 자극하면서 대뇌피질을 더 활발하게 만들어주는 효과를 갖다 준다는 것이다(Applied Cognitive Psychology, 2009).

이 조사에서 참가자들에게 낙서를 허용하고 귀를 기울이라고 하면서 사람들의 이름을 불러주었더니 낙서가 허용된 그룹에서는 29%나 더 많은 이름을 기억해 냈다는 것이다. 그러나 낙서는 시각적인 기억에는 별다른 도움을 주지 않았다고 한다.

21. 기억력에 여유를 만들어 놓는다

수첩이나 스마트폰에 기록하는 습관을 키우면서 새로운 지식에 대한 여유분을 남겨 놓는다는 자세를 취하면서 기억력을 올려줄 수 있다고 생각한다(Psychological Science, Dec.9, 2014).

과학자들은 일단의 젊은이들에게, 한 번은 컴퓨터 파일(A file)에 글자를 준 다음 20초 후 그대로 끄도록 하였고 곧바로 다른 컴퓨터 파일(B file)에서 다른 글자를 20초 동안 보게 하였다. 다른 실험에서는 컴퓨터 A 서류를 저장시킨 다음에 B 서류의 글자를 20초 동안 보도록 했다. 그 결과 A 파일을 그대로 끄게 한 경우보다 A 파일을 저장한 다음에 B 파일의 글자를 보게 하였더니 저장한 편에서 더 많은 글자를 기억해 냈다는 것이다.

이에 대한 설명으로는 주어진 정보를 기록해 놓을 때 전체적인 기억력이 올라갈 수 있다는 것이다. 여러 가지의 방법들이 있다. 수첩에 적어놓기, 달력에 적어놓기, 스마트폰에 기록하기, 카메라 이용하기, 일기, 해야 할 일들, 자동 응답기 등이다.

22. 우울한 생각은 기억에 나쁘게 작용할 수 있다

우울한 생각이나 불행하다는 생각, 여기에 불안하기도 할 때에 기분을 올려주게 되면 기억력을 올려주는 데 도움이 된다는 연구조사 결과가 있다(Cognition January 2015).

이 리서치에서 발견한 것은 우울한 생각이 기억력에 좋지 않게 작용한다는 것이다. 두 팀으로 나누어 조사를 해 보았더니 우울한 생각을 갖고 있는 사람들은 그렇지 않은 사람들에 비하여 기억력이 12%나 더 낮게 나타났다는 것이다. 그러나 적당한 치료를 통하면 이런 병폐를 막아줄 수 있다는 것이다. 그 방법은 다음과 같다.

- 우울한 생각을 하는 경향이 있는 사람은 우선 이런 사실을 알고 있어야 한다.
- 부정적인 생각을 긍정적인 생각으로 바꾸어 보도록 한다.
- 부정적인 생각으로 이끄는 사물을 멀리한다.
- 규칙적인 운동, 적절한 수면생활 및 스트레스를 감해주면서 기분을 올려주는 방법을 강구한다.
- 우울한 생각이 2주 이상 지속될 때에는 전문의의 도움을 받도록 한다.

23. 심장과 폐 건강은 좋은 기억으로 이어질 수 있다

심장과 폐의 건강은 신체 체력과 직결되면서 기억과 생각에 도움을 준다는 리서치가 있다(Journal of Gerontology Dec. 22, 2014). 그 내용을 보면, 젊은이들에게는 체력이 기억에 미치는 영향이 별로 없지만, 노인들에게는 상당히 심각한 영향을 줄 수 있다는 것이다.

따라서 심장과 폐 건강에 아주 중요한 운동을 해야 하는데, 담당의사의 조언을 받으면서 점차적으로 운동량을 높여가야 한다. 다음과 같은 운동을 생각해 볼 수 있다. 자전거 타기, 뛰기, 층계 오르기, 수영, 답차 운동 및 나뭇잎을 긁거나 청소를 하는 신체활동을 규칙적으로 실시한다.

24. 충분한 수분 섭취는 뇌 건강에 필수

뇌세포가 제대로 작용하려면 충분한 수분이 있어야 한다. 이는 특히 노인들에게 더 필요하다. 노화 과정의 한 현상으로 노인들은 목마름에 덜 예민하게 된다. 따라서 수분 부족으로 이어지게 되면서 신장 기능은 물론 몸 전체에 탈수 현상이 오게 된다. 만약 이뇨제라도 복용하고 있는 경우에는 더욱 심각하게 된다. 리서치에 의하면 정상 수분량에서 1.5%만 모자라도 인식기능, 에너지 및 뇌 기능에 부정적으로 작용하게 된다는 것이다. 충분한 양의 물을 마시면서 다음과 같은 물 부족에서 오는 상태를 살펴보아야 할 것이다.

- 소변량이 줄어들 때
- 소변 색깔이 너무 진할 때
- 입술이 마르고 혀가 끈적거리며 피부가 마를 때
- 피로감

특히 다음과 같은 경우에는 심각한 탈수를 의미할 수 있으므로 의사를 찾도록 한다.

- 땀이 나지 않고 소변이 안 나올 때
- 심장이 빨리 뛰고 혈압이 떨어질 때
- 눈이 가라앉고 피부가 겹칠 때
- 심하게 목이 마를 때
- 어지럽고, 정신적인 혼란이 올 때

25. 실수를 저지르면서 마음에 새로운 정보를 준다

옳은 종류의 오류를 범하면서 기억에 새로운 정보를 주는데, 배움에 도움이 되는 오류를 선택해야 한다. 일례로 장미를 기억하게 하려면, 장미를 보여주는 대신에 일반적인 꽃을 보여주면 나중에 장미라는 직접적인 선택에 비하여 더 잘 기억할 수 있게 된다는 것이다. 이에 대한 설명으로는 직접적인 답변보다는 이리저리 생각을 하면서 기억된 사항에 대한 기억이 더 잘 된다는 것이다. 이때 서로 관련된 것이라야 도움이 된다고 한다.

26. 다음과 같은 방법을 써보도록 한다

- 기억해내려고 너무 많은 시간을 할애하지 말 것
- 공부하는 시간 사이사이에 간격을 둘 것
- 자신의 기억에 간직하고 있는 내용을 점검해보도록 할 것
- 공부하는 환경을 바꾸어보도록 할 것
- 적어놓은 후 크게 읽어 볼 것
- 가끔 자신에 대한 테스트를 해볼 것
- 충분한 수면을 취할 것

27. 심혈관질환 발생 위험에 유의하도록 한다

건강한 두뇌에는 건강한 심혈관 기능이 절대적이다. 고혈압, 고지혈증, 당뇨병에 대한 철저한 대비는 물론이고, 규칙적인 신체활동, 건강한 음식생활, 건강한 체중유지 및 절대로 담배를 피우면 안 된다.

28. 처리속도를 높임으로써 보다 나은 기억력을 가질 수 있게 된다

노인들에게 인식능력이나 기억능력은 정보처리 속도와 밀접한 상관관계를 갖고 있다는 보고가 있다(Applied Neuropsychology Feb 2015). 정보처리 속도가 늦게 되면 나중에 기억을 회상해내는 데 어려움을 겪게 된다는 것이다. 노인들이 갖고 있는 특유의 기억장애인 것이다. 그러나 노화되는 뇌일지라도 정보처리 능력을 빠르게 해주는 방법이 있다.

- 인터넷 게임을 한다 : 반응속도를 빠르게 해주면서 정보처리 능력을 높여준다.
- 숫자놀이나 낱말놀이를 한다 : 평소에 하는 여러 게임을 정성 들여서 해보도록 한다.
- 음악 감상 : 특히 악기를 연주할 수 있거나 오케스트라를 감상하면서 음악에 대한 구분을 해본다.
- 바꾸기 : 앞뒤를 바꾸거나, 좌우를 바꾸면서 연습을 해본다.
- 운동을 해 본다 : 테니스나 다른 운동을 하면서 생각과 몸의 반응속도를 높여본다.

29. 노인들은 만사에 늦게 대응한다는 전형적인 생각으로부터 벗어나 본다

노인들이라고 해서 모든 것이 늦어지라는 법은 없다. 노인들에 대한 전형적인 대접을 그대로 수용하지 말아야 한다. 노인이 되면서 어려운 단어를 사용해본다든지, 기억과는 상관없는 노인들의 지혜를 보여준다든지 노인 특유의 모습으로부터 벗어나는 노력을 해본다.

- 새로운 도전에 임해본다 : 어렵고 새로운 과제를 피하지 않는 용기도 필요하다.
- 새로운 경험을 환영한다 : 쉽고 손쉬운 입장으로부터 새로운 경험을 환영하는 태도를 보여준다.
- 실질적인 기억목표를 벗어나지 않는다 : 너무나 과도한 목표를 설정하고 실망하지 않도록 한다.
- 적응할 수 있는 기술을 터득하라 : 새로운 기억거리라든지 새로운 기억방식을 도입해본다.
- 항상 능동적으로 대하라 : 억지로 하는 것이 아니고 본인이 주도권을 잡도록 한다.

08

치매 이전의 삶을 사는 황금 룰 ⑦

두뇌가 늙지 않게 하는
과거로부터 오는 미래를 밝혀라

말해 볼 과거가 별로 없는 젊은이들은 미래를 꿈꾸며 살아간다. 어린이들은 더욱 더 그런 성향을 보여준다. "나는 다음에 소방관이 될 것이다." "과학자가 될 것이다." 또는 "대통령이 될 것이다."고 서슴없이 말한다. 젊은이들이나 어린이들의 대화 내용은 미래지향적인 경우가 대부분임을 알 수 있다.

그러나 나이가 들어갈수록 그런 꿈들은 점점 사라지게 되면서 현실에 눈을 뜨게 되는 것이 보통이다. 과거가 쌓이기 때문이다. 즉 기억할 거리가 점점 더 많아지면서 앞날에 대한 생각이 좁아지고 앞날에 대한 걱정이 쌓여가기 시작하는 것이다. 대화의 내용을 들어보면 과거에 대한 자책감도 점점 늘어나게 되는 것이 보통이다.

한편 노인들은 말해 볼 과거가 너무나 많이 쌓여 있다. 노인들의 대화내용을 들어보면 앞으로 어떻게 하겠다는 내용보다는 지나온 과거에 대한 내용이 주를 이루고 있다. 과거에 대한 내용들 중에서 말해 볼 만한 자랑거리가 있다면 대화의 내용이 풍부하게 된다. 노인들로부터는 앞으로 어떤 일을 하겠다는 희망적인 대화의 내용을 들어보기 쉽지 않다. 더 나아가 과거에 대한 기억까지도 점점 희미해져 가기 시작하면서 대화의 내용 자체가 흐려지기 쉽다. 그러면서 말수는 점점 줄어들게 된다.

노인들에게 미래란 어떤 의미를 갖고 있을까? 주변의 친구들이 하나둘 사라지는 나이에 도달하면 '다음은 누구 차례인가?'라는 생각을 지워버릴 수 없게 된다. 가끔 만나는 동료들을 보더라도 늙은 외모와 함께 느린 말투로 내용 없이 오가는 대화에 내 자신이 더 늙어버리는 것과 같은 생각이 드는 것이다.

그럼에도 불구하고 여성들은 아직도 할 말들이 많이 남아 있어 만나면 즐거워 보인다. 그러나 남성들은 말수가 줄어들면서 대화를 진행시켜 나가는 것이 어렵게 되면서 '이제 더 이상 친구들을 만나서 무엇하랴?' 하는 생각이 들 수도 있게 된다. 남자 노인들이 더 외로워지는 주된 이유인 것이다.

사람들과 자주 만나는 것이 외로움을 달래주는 유일한 방법임에도 불구하고 사람들을 만나기 싫어지는 나이에 도달하면 노인들, 특히 남자 노인들은 점점 더 어려운 삶을 살아갈 수밖에는 없게 된다.

그러나 이대로 끝내면 안 된다. 아무리 나이를 먹어서 전과 같지 않은 모습과 생각을 가질 수밖에 없다 하더라도 앞날에 대한 희망과 계획을 가지도록 노력해야 한다. 진정 나이란 숫자에 지나지 않다는 것을 증명해 보려는 용기가 필요한 것이다. 진정 그렇다. 앞날에 대한 희망과 계획을 세운다는 것은 용기 그 자체인 것이다. 하루를 살더라도 용기를 잃게 되면 그야말로 나이든 노인으로 낙인찍히게 되는 것이다.

다음에 나오는 내용들은 과학적인 검증을 거친 것이다. 미래에 대한 희망을 버리지 않을 때 기억인 과거도 버리지 않게 된다는 것이다. 즉 기억력 보존에 도움이 되는 길은 과거에 집착하지 말고 앞날에 대한 희망과 계획을 세워보아야 한다는 것이다. 여기에 호기심까지 더하게 되면 기억력 보존에 큰 도움이 된다는 것이다. 이에 대한 논의는 이제 막 시작되었다고 보아도 된다. 인생을 살아오면서 쌓여 있는 경험과 함께 노인이 된 다음에 세우는 희망과 계획은 진정 큰 값어치를 갖게 될 것이다.

• 과거로부터 오는 미래 : 과거와 미래는 완전히 다른 세계로 보이나 우리의 마음속에서는 둘이 서로 단단히 얽혀 있다는 것이다. 최근에 과학자들이 발견한 정신적인 시간여행의 실체는 다음과 같다. 과거에 대한 기억을 기반으로 해서 미래의 생활에 대한 그림을 그려볼 수 있게 된다는 것이다.

어떻게 생각해 보면 앞을 제대로 내다보기 위해서 과거에 대한 기억이 필요한 것이라고 볼 수도 있다. 과거와 미래에 대한 우리의 감각이 있음으로 해서 인간이라는 성공적인 작품을 만들어 낼 수 있었던 것이다.

1985년에 과거와 미래가 서로 얽혀 있다고 주장한 최초의 학자(Endel Tulving, 캐나다 토론토대학)가 있었다. 그는 신경과학자로 뇌 손상을 입은 환자가 장거리 전화는 걸 수 있고, 자유의 여신상에 대하여는 알고 있었지만, 자신의 과거에 대하여는 한 가지도 기억할 수 없었다. 즉 이 환자에게는 에피소드 기억장애가 있었던 것이다. 이 환자에게 "당신은 내일 무슨 일을 할 것입니까?"라는 질문에 그의 답변은 "잘 모르겠는데요!" 그에게 다시 물었다. "질문의 뜻은 아셨습니까?"

한참 후에 "저에게 내일 무슨 일을 할 것이냐고 물으셨습니다." "이에 대하여 생각할 때 당신의 마음속에는 어떤 일이 있었습니까?", "짐작컨대, 텅 비어 있었습니다."

이 사람에게 미래란 아무런 의미를 갖고 있지 않았다. 이는 마치 텅 비어 있는 방안에서 의자를 찾아보라는 주문이나 같았다는 설명이다.

이와 같은 사실을 근거로 이 학자는 인간의 두뇌에는 미래를 생각하는 회로와 과거를 기억하는 회로가 같다는 가설을 세우게 되었다. 그 후에 발달한 과학적인 진단방법인 fMRI를 사용하여 이 학자의 가설을 증명할 수 있었다. 이 학자는 지원자들에게 fMRI를 이용하여 과거, 현재 및 미래에 대한 상상을 하도록 주문하면서 실험을 진행한 바 있다. 과학자들은 뇌의 특정한 부위들이 과거와 미래에 대하여는 같이 활동하는 것을 관찰할 수 있었으나 현재에 대하여는 뇌의 다른 부위가 활동하는 것을 관찰할 수 있었던 것이다.

- 또 다른 실험 : 앞에 언급한 학자의 뇌의 시간 여행에 대

한 결과를 다른 학자는 다른 차원에서 실험을 한 바 있다. 에피소드 기억 형성이 시작되는 4살 되는 아이들을 대상으로 비슷한 나이에 미래를 생각할 수 있는 능력이 발생하는지 알아보기 위한 실험이었다. 아이들에게 삼각형 열쇠로 열 수 있는 삼각형 구멍을 주었더니 3~4살 아이들은 거의 대부분이 제대로 구멍과 열쇠를 맞출 수 있었다. 다음에는 사각형 구멍을 준 후, 모양이 다른 열쇠를 주어 골라서 구멍에 맞출 수 있는지를 살펴보았더니 96명 대부분의 아이들이 옳은 모양을 골랐다고 한다.

여기서 약간 더 복잡한 실험을 하였다. 이 아이들을 다른 방으로 데려간 후 15분 동안 놀게 한 후 이들에게 같은 실험을 시행해 보았더니, 3살 된 아이들은 많은 수가 제 모양을 찾지 못한 반면에 4살 아이들은 많은 수가 제 모양을 찾을 수 있었다는 것이다. 이 결과는 4살이 되어야 에피소드 기억 능력이 높아지기 때문에 전에 있었던 사각형 구멍과 열쇠를 기억할 수 있게 된 것이다.

- **미래를 위한 기억** : 또 다른 학자는 기억이란 미래를 위한 과거의 기억이라는 표현을 쓰면서 다음과 같은 실험을 한 바 있다. 우리의 조상들은 달이 밝은 밤에는 호수가로 가서

물을 마시면 안 되는데, 그 이유는 그런 밤에는 호랑이가 와서 물을 마시기 때문임을 기억할 수 있었기 때문에 살아남을 수 있었다는 것이다.

그는 다음과 같은 실험을 했다. 학생들을 세 그룹으로 나누어, 첫째 그룹에는 캠핑을 다녀온 학생들로, 둘째 그룹에는 캠핑의 즐거움에 대한 감상을 하는 학생들로, 그리고 셋째 그룹에는 다음 주에 캠핑 가는 계획을 갖고 있는 학생들로 구성한 다음 이들에게 음식, 나무, 슬픔 등 캠핑과 관련된 30가지의 품목을 나열한 다음에 얼마나 많은 품목들을 기억해 낼 수 있을 것인지에 대하여 알아보았다.

결과는 캠핑을 가는 학생들이 다른 그룹에 속하는 학생들에 비하여 가장 많은 품목들을 기억해 낼 수 있었다는 것이다. 이에 대하여 그 학자는 기억이 결정에 도움이 됨을 말해주는 것이라고 말하면서 미래를 능동적으로 계획할 때 기억이 가장 뚜렷해진다는 결론을 내린 바 있다.

- 기억과 행동에 대한 또 하나의 동물실험 : 동물들이 들판에서나 실험실 미로에서 돌아다닐 때 그냥 돌아다니는 것이 아니고, 머릿속에서는 주변 환경에 대한 정보가 해마에 입력된다. 다음에 같은 곳을 지나가게 될 경우에는 뇌의 같은

부분이 활성화되면서 마치 불이 켜지는 것 같은 모습을 보여준 것이다.

2009년도에 MIT의 과학자들은 10m의 구불구불한 길을 걷게 하면서 쥐의 뇌에 이식한 장치로 쥐의 뇌에 입력되는 것을 살펴볼 수 있었다. 쥐들은 가다가 쉴 때가 있었는데, 이때 관찰된 것은 쥐가 복습하는 모습을 보여준 것이다. 결국 먹이가 놓여 있는 곳을 향하여 가는 것을 추적 조사한 것이다. 그 결과 쥐가 먹이를 찾는 방법은 과거에 입력된 기억을 이용한다는 결론을 내릴 수 있었다.

관객들에게 돌멩이를 던지는 동물원의 침팬지가 있었다. 동물원 직원은 전날 침팬지가 주변에 있는 돌멩이를 모아두는 모습을 볼 수 있었다. 침팬지에게 왜 돌멩이를 모아두느냐고 물을 수 있다면 침팬지의 의도를 알 수 있었겠지만, 불행하게도 침팬지에게는 언어가 없었던 것이다.

• 얻을 수 있는 교훈 : 우리의 조상들은 이런 과거와 미래에 대한 행동을 어떻게 해석했을까? 만약 우리에게 언어가 없었다면, 다른 동물이나 침팬지처럼 아무런 생각 없이 살아남기 위한 수단으로만 쓰고 있는 생활이었을 것이다. 과거에 대한 기억을 이용하여 미래의 생존에 도움을 준다는 사

실에 대하여 별다른 생각 없이 주어진 여건에서 최대한의 성과를 얻는 방법이었을 것이다.

그러나 인간에게는 언어가 있다. 발표할 수 없는 생존을 위한 기억과 미래에 대한 반복된 생활로부터 인간은 과거와 미래에 대한 생각을 할 수 있었고, 또한 이를 발표할 수 있었던 것이다. 이는 전부터 있어오던 명확한 사실에 대한 새로운 해석과 관점이 생긴 것이라고 할 수 있다.

세계의 모든 소설가나 문장가들은 본인이 직접 경험한 것이나 또는 다른 사람의 경험을 토대로 한 과거로부터 미래의 문장을 읽기 좋게 펴내는 사람들인 것이다. 즉 인간에게는 언어라는 장비가 있기 때문에 시간여행을 할 수 있게 된 것이다.〈DISCOVER, April 2011〉

- 과거를 바꿀 수 있다면 미래가 달라진다(?) : 그렇다면 과거를 바꿀 수 있다면 미래가 달라져야 한다. 어떻게 과거를 바꿀 수 있을까? 여기서 다른 사람들을 용서해주어야 한다는 당위성이 제기된다. 진정으로 남을 용서해줄 수 있다면 자신의 과거를 바꾸는 것과 마찬가지이다. 이렇게 바뀐 자신의 과거는 내 몸에 있는 병든 부분의 치유를 위한 길이 될 것이다. 용서가 쉽다는 것은 아니고 미래의 치유를 위해서

는 과거를 용서해 주어야 마땅하지 않을까 생각해 보는 것이다.

좋은 과거는 좋은 미래의 글이 될 가능성이 큰 대신에 별 볼 일 없는 과거는 기대에 못 미치는 미래의 글이 될 것이다. 여기서 작가들은 끊임없이 독서를 하면서 필요하다면 직접 몸을 이끌어 가면서 과거를 만들어 가는 것이다. 미래의 글을 쓰는 것은 글쓰는 사람들의 작업의 일부에 지나지 않는다.

우리는 여기서 상처받은 이야기꾼을 생각해 볼 수 있다. 대부분의 경우에 외로운 사람들은 사람이 그리워진다. 그것도 같은 입장에 처해 있는 다른 사람이 곁에 있으면 더욱 좋은 것이다. 특별히 그 사람이 그 어려운 상황에서 벗어날 수 있었다면 그런 사람이 절실하게 그리워지는 것이다. 나의 마음속에 있는 응어리진 상처를 어루만져 줄 수 있는 사람이면 더욱 더 좋을 것이다.

그런 사람을 어디서 찾나? 그런 사람이 있기는 한 것인가? 상당히 어려운 벽에 부딪히게 된다. 그런 사람이 정말로 없는 것일까? 아니면, 나의 벽이 너무 높아서 그런 사람을 볼 수도 없고, 또한 그런 사람이 그 높은 벽을 넘어서 들어올 수 없는 것은 아닐까?

우리는 진정으로 남을 용서해 주어 나의 과거를 바꾸면 내 몸의 아픈 곳이 좋아질 수 있을 것이라고 믿어야 한다. 또한 나의 과거를 들어주면서 나의 과거를 바꾸어 줄 수 있는 사람인 상처받은 이야기꾼을 찾아서 미래의 치유를 꿈 꿀 수 있어야 할 것이다.

특히 과거가 미래를 바꿀 수 있듯이, 미래 역시 과거인 기억에 도움이 된다는 사실도 기억해야 한다. 노인들이 용기를 내어 미래에 대한 희망과 계획을 세운다면 과거인 기억력이 올라간다는 사실에 주목해야 할 것이다.

치매 이전의 삶

이준남 지음

1판 1쇄 인쇄 | 2016년 10월 20일
1판 1쇄 발행 | 2016년 10월 25일

발행처 | 건강다이제스트사
발행인 | 이정숙

출판등록 | 1996. 9. 9
등록번호 | 03-935호
주소 | 서울특별시 용산구 효창동 5-3호 대신 B/D 3층 (우편번호 140-896)
TEL | (02)702-6333 FAX | (02)702-6334

- 이 책의 판권은 건강다이제스트사에 있습니다.
- 본사의 허락없이 임의로 이 책의 일부 또는 전체를 복사하거나 전재하는 등의 저작권 침해행위를 금합니다.
- 잘못된 책은 바꾸어 드립니다.
- 인지는 생략합니다.

값 15,000원

ISBN 979-11-87415-12-1 13510